李克绍 著

李克绍伤寒论讲义

第二版

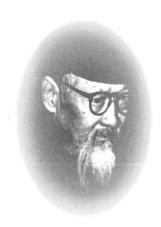

李克绍
医学全集

U0206365

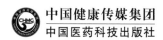

中国健康传媒集团

中国医药科技出版社

内 容 提 要

本书由伤寒大家李克绍先生亲自编写而成，其对《伤寒论》六经辨证各条文进行了细致深入地讲解，体现了先生研究伤寒论的学术思想，句句精华，字字珠玑，为读者领会仲景六经辨证精髓提供了思路。本书适于中医爱好者，尤其是对《伤寒论》有研究的读者及中医临床医师参考使用。

图书在版编目（CIP）数据

李克绍伤寒论讲义 / 李克绍著 . — 2 版 . — 北京：中国医药科技出版社，2018.5

（李克绍医学全集）

ISBN 978-7-5214-0042-7

Ⅰ . ①李… Ⅱ . ①李… Ⅲ . ①《伤寒论》—研究 Ⅳ . ① R222.29

中国版本图书馆 CIP 数据核字（2018）第 046769 号

美术编辑　陈君杞

版式设计　也　在

出版　**中国健康传媒集团** | 中国医药科技出版社

地址　北京市海淀区文慧园北路甲 22 号

邮编　100082

电话　发行：010—62227427　邮购：010—62236938

网址　www.cmstp.com

规格　710×1000mm $\frac{1}{16}$

印张　13 $\frac{3}{4}$

字数　184 千字

初版　2012 年 6 月第 1 版

版次　2018 年 5 月第 2 版

印次　2023 年 5 月第 3 次印刷

印刷　三河市万龙印装有限公司

经销　全国各地新华书店

书号　ISBN 978-7-5214-0042-7

定价　**39.00 元**

获取新书信息、投稿、为图书纠错，请扫码联系我们。

行醫座右銘

宜方精凝律，立意在精詳，同一药
然用兵機，勿輕投。博學之、審
問之、慎思之、明辨之、無斯數語
臨床啟發，可四黃大遜矣

李名紹 一九八九年十月

再版前言

　　我的父亲李克绍先生，字君复，晚号齐东墅叟，山东牟平人。生于1910年，卒于1996年，享年86岁，是著名的中医学者、伤寒论学家。父亲自20世纪50年代起，任教于山东中医药大学（原山东中医学院），为山东中医药大学教授，全国仲景学说委员会顾问，全国首批中医专业硕士研究生导师，生前享受国务院政府特殊津贴。

　　早年做小学教员的父亲，靠深厚的国学根基，自学中医，终成一代大师。他一生博览群书，自到高校任教后，又对《伤寒论》进行了深入、系统的研究，并提出了他个人鲜明的学术观点，解惑了《伤寒论》研究史上许多重大疑难问题，对《伤寒论》的理论价值和临床价值都有所开拓。他说："勤求古训，博采众方，是张仲景的学习方法，也是学习张仲景的方法。"确实是这样，父亲的一生是读书的一生，学习的一生，又是勤于写作的一生。父亲生前发表了大量的学术论著，主要有：《伤寒论讲义》《金匮要略浅释》《伤寒论语释》《伤寒解惑论》《伤寒串讲》《伤寒百问》《胃肠病漫话》以及重要的学术论文20余篇。这些著述问世以来，深受广大中医学者的欢迎，有的书曾重印多次，仍然脱销，一书难求。为此，经与中国医药科技出版社商议，为满足中医学者的要求，将父亲一生著述以全集形式，再次修订出版。其中，《伤寒论讲义》《伤寒解惑论》《胃肠病漫话》《医论医话》《医案讲习录》《中药讲习手记》仍然单册再印；将《伤寒串讲释疑》分为《伤寒串讲》《伤寒百问》，首次以单本形式出版。

这些即将修订出版的文字，记录了父亲的学术思想，是他留给后人的宝贵财富。我想，此次父亲著作的修订出版，必将使他的学术思想进一步发扬光大，为更多的人所熟知，也为他学术思想的研究者提供了方便的条件。同时，这也是对父亲最好的缅怀与纪念。

李树沛

2017 年 12 月 17 日

———— 第二章 ————

阳明病 / 079

——— 第三章 ———
少阳病 / 122

———第四章———
太阴病 / 146

—— 第五章 ——
少阴病　/　151

第六章
厥阴病 / 173

第七章
霍乱 / 194

—— 第八章 ——
阴阳易及瘥后劳复 / 200

第一章　太阳病

太阳亦称巨阳，其气行于体表，故主表主开而统荣卫。太阳之阳，来源于肾间动气，因肾为生气之源，藏精之所，故少阴能藏精而起亟，太阳始能卫外而为固，二经经脉相连，相为表里。

肾阳上达于脾胃，则脾胃始能运化水谷，使清者化荣，浊者化卫，卫行脉外，由肺敷布，荣行脉中，由心统帅。

足太阳经脉，起于目内眦，上额、交巅，还出别下项，夹脊抵腰中，络肾，属膀胱。

手太阳经脉，起于小指末端，循臂至肩，入缺盆络心，循咽下膈抵胃属小肠，其支者，从缺盆沿经上至面部。

太阳既主肤表而统荣卫，故太阳病必影响到荣、卫、经脉发病，也可以涉及脾、胃、心、肺等内脏。

如太阳病在经不解，随经郁热在里，能出现蓄血证；膀胱为津液之府，津液须赖三焦决渎之官，外应皮毛腠理，下输膀胱，故太阳病若影响三焦失职，能出现蓄水证，或其他水气之病。

太阳之气，由胸中出入，胸下连胃，旁连两胁，故太阳病不解，阳旺能传入阳明，阳衰而枢机不利，又能传入少阳。如阳再衰，即传入三阴，一般中焦脾阳不足者传入太阴。下元阳虚者，传入少阴。这是太阳病的传变概况。

第一节　太阳病纲要

一、太阳病提纲

【原文】太阳之为病，脉浮，头项强痛而恶寒。（1）

【解释】太阳主肤表，外邪侵袭太阳表位，则气血趋向体表，故脉浮；表阳卫外作用失职，故恶寒；太阳之经脉不利，故头痛项强。这一系列脉证，是太阳病最主要的病理反应，故以此作为太阳病的提纲。

太阳病的恶寒，多与发热并见，但因发热一症，为三阳病所共有，并且太阳伤寒证的开始期，往往亦有短时期尚未发热的，所以发热一症，不列入提纲。

二、太阳中风脉证

【原文】太阳病，发热、汗出、恶风①、脉缓者②，名为中风。（2）

【词解】

①恶风：见风时始有轻微的怕冷。

②脉缓：指浮中兼缓。缓是与紧相对说的，即是弛缓而不紧张的意思。

【解释】太阳中风，是风中肌腠。因风性疏泄，致使肤表不固，毛孔开张，故汗出；阳气被引外浮，故发热；汗出荣弱，肤表松弛，故脉浮中兼缓；恶风即恶寒之轻者，亦卫外失职所致。

本证因汗出肤表松弛，故亦称表虚证。

三、太阳伤寒脉证

【原文】太阳病，或已发热，或未发热，必恶寒、体痛、呕逆，脉阴阳俱紧者，名为伤寒。（3）

【解释】太阳伤寒，是寒邪外束，汗孔郁闭，故属表实。恶寒是表阳失职，不能卫外；体痛是经气不利，荣卫不畅；呕逆是阳气被寒邪所遏不外越而上逆之故；表闭阳郁，荣阴不泄，故脉尺寸俱紧。

本证既是表实，必然无汗。至于"或未发热"仅是个别的暂时现象，不久还是要发热的。

总结：太阳表证，亦叫太阳经证，分表虚、表实两大纲，表虚为中风，表实为伤寒。

风寒伤人，先中于皮毛，卫行脉外，故卫先受之。卫气主司开合，对人体起着调节作用，卫气受邪，则开合失职。若开而不合，即成为汗出、恶风、脉浮缓的中风证；若合而不开，即成为无汗、恶寒、脉浮紧的伤寒证。

由于汗出则荣弱，无汗则荣不弱，故中风伤寒的变化与治疗，亦各自成体系，不容混淆。

第二节　太阳病的传变

一、诊断太阳受邪后传与不传

【原文】伤寒一日，太阳受之，脉若静①者，为不传；颇欲吐，若②躁烦，脉数急者，为传也。（4）

【词解】

①静：即不数急。

②若："若躁烦"之"若"字，当"或"字解。

【原文】伤寒二三日，阳明少阳证不见者，为不传也。（5）

【解释】由于体质不同，故外邪伤人后，有化火、化燥、转虚、转寒等不同的机转，而出现不同的六经症状。但不论何经发病，初期都由皮毛开始，然后由浅入深，由表入里。故《热论》说："一日巨阳受之……二日阳明受之……三日少阳受之……"观察少阳和阳明是否受邪，可从脉证上测知，如初发病时，脉不数急，不吐，不烦躁的，是病势稳定在太阳阶段，为不传；反之为传。又如第二日不见阳明证出现，第三日不见少阳证出现的，亦为不传；若出现阳明或少阳证的，即为传。

这两条的精神，是说明传经与不传经，以脉证为主，不可计日论经。

二、太阳病自愈的道理及预防传经的措施

【原文】太阳病，头痛至七日以上自愈者，以行其经尽①故也。若欲作再经②者，针足阳明，使经不传则愈。(8)

【词解】

①行其经尽：指病情已满七天，而太阳本经之气已行尽而言。

②再经：七日不解，又延续下去。

【解释】太阳病头痛等症，有不经治疗而自行痊愈的，这是因为太阳之邪，行其本经已尽七日之数，邪气逐渐消退，经气逐渐恢复正常的缘故。如果病不愈，仍欲延续下去，当防其传入阳明，可以针足阳明经的穴，以断其内传之路，使太阳已衰之邪，不再发展而自行消散，这是预防传经的措施。

针足阳明，有的注家认为是针足三里穴。

三、伤寒由表传里的诊断

【原文】伤寒六七日，无大热，其人躁烦者，此为阳去入阴①故也。(269)

【词解】

①阳去入阴：指由表入里。

【解释】伤寒至六七日，一般说是自愈或传变期。若无大热而神清身安，为邪退正复病欲愈；若外虽无大热，而其人躁烦的，为病已由表入里的特征。

总结：伤寒发病有两种传变的类型：一是肤表受邪后，二日即出现阳明的脉证，或三日即出现少阳的脉证；一是太阳病过经之后，由表入里，出现阳明病或少阳病。

前者即所谓自发病，亦称直中；后者则称为转属。亦有七日以上不传，而自愈于太阳者。

传变与不传变，都必须以脉证为主，日期只作为参考。

第三节 太阳经证

一、桂枝汤证

（一）桂枝汤的应用

1. 太阳中风的证治

【原文】太阳中风，阳浮而阴弱。阳浮者，热自发；阴弱者，汗自出；啬啬①恶寒，淅淅②恶风，翕翕③发热，鼻鸣干呕者，桂枝汤主之。（12）

【词解】

①啬啬：畏缩怕冷的形态。

②淅淅：微雨淅沥之状，形容阵阵怕冷的意思。

③翕翕：发热轻浅的意思。

【解释】风邪中于太阳肌腠，阳气被引外浮，故发热；肌腠不密，卫外失职，阴弱于内不能自守，故汗出；卫外失职，故恶风寒；经气不利，影响肺胃之气不利，故鼻鸣干呕。这些现象是由于阳浮阴弱，荣卫不调所致，故以桂枝汤解肌发汗，调和荣卫。

桂枝汤方

桂枝三两（去皮） 芍药三两 甘草二两（炙） 生姜三两（切） 大枣十二枚（擘）

原方注解

上五味，㕮咀①三味，以水七升，微火②煮取三升，去滓，适寒温③，服一升。服已须臾，啜热稀粥一升余，以助药力。温覆④令一时许，遍身漐漐⑤微似有汗者益佳，不可令如水流漓，病必不除。若一服汗出病瘥，停后服，不必尽剂；若不汗，更服依前法；又不汗，后服小促其间⑥，半日许令三服尽。若病重者，一日一夜服，周时⑦观之。服一剂尽，病证犹在者，更作服。若汗不出，乃服至二三剂。禁生冷、黏滑、肉面、五辛⑧、酒酪、臭恶等物。

原方注解

【词解】

①哎咀：用牙齿将药咬细。

②微火：和缓不猛的火力。

③适寒温：使药汁温度适宜。

④温覆：覆盖衣被，使温暖容易出汗。

⑤漐漐：形容微汗潮润之状。

⑥小促其间：稍微缩短服药的间隔时间。

⑦周时：一日一夜称为周时。

⑧五辛：《本草纲目》指大蒜、小蒜、韭、胡荽、芸苔。

方解： 桂枝能通阳气而畅血行，芍药能益阴气而通血痹，两者相辅相制，以滋阴和阳，调和荣卫。生姜佐桂枝通阳，大枣佐芍药和阴，甘草调和诸药，并啜粥以助药力，故本方有调和荣卫，解肌发汗的作用，为太阳中风的主方。

2.桂枝汤的主症

【原文】太阳病，头痛、发热、汗出、恶风，桂枝汤主之。(13)

【解释】本条说明辨证施治应抓住主症，才能明确治疗方向。譬如太阳病头痛发热的同时，只要具有汗出恶风的证候，就是桂枝汤所主，不必鼻鸣、干呕等症悉具。

3.太阳中风的病机

【原文】太阳病，发热汗出者，此为荣弱卫强，故使汗出。欲救邪风者，宜桂枝汤。(95)

【解释】卫强，为卫分受邪的病态，也是"阳浮"的变词。卫不能卫外，则阴不能内守而汗出，病既系荣弱卫强，故以桂枝汤调荣卫，解风邪。

4.用针刺辅助桂枝汤解外

【原文】太阳病，初服桂枝汤，反烦不解者，先刺风池①、风府②，却

与桂枝汤则愈。（24）

【词解】

①风池：经穴名，在项后两侧，上入发际一寸，左右各一，主治热病汗不出、正偏头痛、颈项强直等症。

②风府：经穴名，在项后上入发际一寸，枕骨与第一颈椎之间。治中风偏枯、头痛、项强等症。

【解释】桂枝汤的服法，是一剂分三次服，如果服第一次药后，不但中风证不解，反而觉得发烦的，这不是药不对证，是因为风邪阻于太阳之要路，药力运行受到阻碍，不能达到解外的目的，反郁聚于里，故发烦。此时可刺风池、风府二穴，使经络疏通，再续服桂枝汤，药力得以运行，即汗出而愈。

5. 卫气不和，时热自汗的证治

【原文】病人脏无他病，时发热自汗出而不愈者，此卫气不和也。先其时发汗则愈，宜桂枝汤。（54）

【解释】病人内脏无病，仅有时发热汗出而不愈，这不是里证，为风邪残留，卫气仍然未和的缘故，故仍以桂枝汤主治。

先其时发汗，是于发热汗出的症状发作之前服药，目的是欲在病邪将作未作之时，先使药力达到病所，以祛邪风而调荣卫。

6. 卫阳不振，不与荣谐的证治

【原文】病常自汗出者，此为荣气和，荣气和者外不谐，以卫气不共荣气谐和故尔，以荣行脉中，卫行脉外。复发其汗，荣卫和则愈，宜桂枝汤。（53）

【解释】在正常情况下，荣行脉中，需赖卫行脉外为之固护，若卫气不能固护于外，则即使荣不受邪，也必不能内守而常自汗出，此亦荣卫失调，故亦用桂枝汤。

本证多由卫阳不振所致，故发热多不明显，服桂枝汤后啜粥，则食入于阴，气长于阳，使卫气振作，能与荣谐和，病即可愈。

以上二条主要是病在卫而影响及荣所造成的营卫不和，故都用桂枝汤主治，但在病理上还有些不同之处，上条是卫气不和，不和是因卫气受邪而强，常因阳浮而时热自汗，故在发热汗出之前，用桂枝汤迎而夺之。本条是外不谐，不谐是卫弱不能与脉内之荣谐和，故发热已不明显而常自汗出，用桂枝汤是振作卫阳。

7. 外证未解脉浮弱者，宜桂枝汤

【原文】太阳病，外证未解，脉浮弱者，当以汗解，宜桂枝汤。（42）

【解释】太阳病无论伤寒或中风，只要外证未解，仍须解外为主，若脉象浮中兼弱的，说明荣卫已不充分，即不宜峻发其汗，故不管有汗无汗，都不能用麻黄汤，只能用桂枝汤。这是因为桂枝汤有辛甘化阳，苦甘化阴的作用，能化生荣卫，与麻黄汤的峻汗不同。

8. 汗后余邪不尽者，宜桂枝汤

【原文】伤寒发汗已解，半日许复烦，脉浮数者，可更发汗，宜桂枝汤。（57）

【解释】伤寒发汗，指服麻黄汤；已解，指发汗后已脉静身凉。若发汗后半日许复烦，脉又浮数，为余邪未尽，阳气郁聚胸中，将要作汗的征兆，当再发其汗。但已服过麻黄汤，荣卫已经消耗了一部分，故再汗时只能用桂枝汤，不可再用麻黄汤。

烦，是烦闷的感觉，在伤寒病中，若与浮脉并见，即为将要作汗的先兆。

9. 太阳病下后外证不解者，宜桂枝汤解外

【原文】太阳病，外证未解，不可下也，下之为逆；欲解外者，宜桂枝汤。（44）

【解释】不论太阳中风或太阳伤寒，凡是外证未解的，即使兼有可下的里证，也当先发汗以解外，后攻下以治其里。如果先行攻下，即为逆治，最易造成表邪内陷的变证。误下后若侥幸表邪未陷而外证仍在者，仍当解外，不过下后里阳受伤，荣卫必不充实，故凡下后欲解外者，只宜桂枝汤，不可用麻黄汤。论中15、21、22、43等条，都是本条的举例。

10. 表证下后，根据邪气的陷与不陷，决定是否用桂枝汤

【原文】太阳病，下之后，其气上冲①者，可与桂枝汤，方用前法；若

不上冲者，不得与之。（15）

【词解】

①其气上冲：其气，指太阳之气。上冲，是病人的自觉症。

【解释】太阳病，误下后，病人若自觉有气上冲，这是邪未内陷，太阳之气仍欲外出之征，仍当用桂枝汤助太阳之气外达以解外。若下后气不上冲，是正已受挫，邪已内陷，当随证施治，桂枝汤即不可用。

本条说明汗下等治法，都必须适应正气抗邪的趋向，起到帮助作用，才能收到疗效。若逆正气的趋向，即为逆治。

（二）桂枝汤的禁忌

1. 坏病及无汗脉浮紧者，禁用桂枝汤

【原文】太阳病三日，已发汗，若吐、若下、若温针，仍不解者，此为坏病，桂枝不中与之也。观其脉证，知犯何逆，随证治之。（16）

桂枝本为解肌，若其人脉浮紧、发热、汗不出者，不可与之也。常须识此，勿令误也。

【词解】

①温针：针刺入后，用艾火烧针柄，使火力入内。

②坏病：丹波元坚曰："误治之后，阴阳无复纲纪，证候变乱，难以正名是也。"

【解释】太阳病三日以内，邪气尚在肤表，吐下、温针，固然能使病情变坏，就是发汗不当，如表虚误用麻黄汤，表实误用桂枝汤，或大汗流漓等，也能造成坏病。既成坏病，则正气被伤而无外出的趋势，就不可再用桂枝汤治疗。

桂枝汤的作用是解肌，但桂枝汤的解肌，不同于麻黄汤的发汗，只适用于表证汗出，表证脉弱，若表证汗不出，脉又浮紧的，是麻黄汤证，如误用桂枝汤，会因汗不得出，导致轻则烦，重则吐衄等变证。

桂枝汤的禁忌，主要是脉浮紧。即在脉浮紧的情况下，发热汗不出时，桂枝汤绝对禁用。反之，若脉不浮紧而浮弱，虽不汗出，亦宜桂枝汤（如42、276条即是）。

2. 酒客不可用桂枝汤

【原文】若酒客①病，不可与桂枝汤，得之则呕，以酒客不喜甘故也。（17）

【词解】

①酒客：平素嗜酒的人。

【解释】酒性湿热，故平素嗜酒的人，必内蕴湿热。桂枝汤中的桂枝，辛温助热，甘草、大枣，甘能壅满，又不利于湿，故酒客病，不宜用桂枝汤。

本条是举酒客为例，说明内有湿热者忌用桂枝汤。古人有主张酒客外感用葛根芩连汤的，我们可领会其精神，临床灵活运用。

3. 小结

桂枝汤的药物配合，是辛甘发散，同时又能辛甘化阳，苦甘化阴，故在临床应用上，有发汗解肌，调和荣卫两大作用。

（1）用以发汗解肌

不论外感杂病，凡有头痛、发热、汗出恶风症状的。

不论中风伤寒，凡经过汗、下，外证仍在，仍欲解外的。

不论中风或伤寒，已汗、下或未汗、下，外证未解，脉浮弱的，都可用本方治疗。

（2）用以调和荣卫

不必头痛恶寒俱备，凡非内脏影响而时发热自汗出的。

卫阳不振，即使不发热，而常自汗出的，也都可用本方治疗。

桂枝汤的应用范围虽广，但也有禁忌。如脉浮紧者禁用，或单浮而不弱者禁用，内蕴湿热者禁用，这都是要注意的。

（三）桂枝汤的加减

1. 邪入经输表虚的证治

【原文】太阳病，项背强几几①，反汗出恶风者，桂枝加葛根汤主之。（14）

【词解】

①几几：音殊，项背强急，俯仰不能自如的样子。

【解释】太阳的经输在背，邪入经输，阻碍津液的输布，使筋脉失于濡养，因而项背强急。桂枝汤虽能解肌腠之邪，但不能升发阴津舒畅经输，故于桂枝汤中加葛根，以起阴气，升津液。

原方注解

桂枝加葛根汤方

葛根四两　麻黄三两（去节）　芍药二两　生姜三两（切）　甘草二两（炙）　大枣十二枚（擘）　桂枝二两（去皮）

上七味，以水一斗，先煮麻黄、葛根，减二升，去上沫，纳诸药，煮取三升，去滓。温服一升，覆取微似汗。不须啜粥，余如桂枝法将息及禁忌。

按：本方当无麻黄。

2. 邪入经输表实的证治

【原文】太阳病，项背强几几，无汗恶风，葛根汤主之。（31）

【解释】本条与前条俱为邪入经输的病变，前条因有汗属表虚，此条因无汗属表实，故前条只加葛根，本条又加麻黄以解肤表之邪。

原方注解

葛根汤方

葛根四两　麻黄三两（去节）　桂枝二两（去皮）　生姜三两（切）　甘草二两（炙）　芍药二两　大枣十二枚（擘）

上七味，以水一斗，先煮麻黄葛根，减二升，去白沫，纳诸药，煮取三升，去滓。温服一升，覆取微似汗。余如桂枝法将息及禁忌。诸汤皆仿此。

方解：葛根能起阴气升津液，用以滋养筋脉，舒畅经输，则强急可以缓解；麻黄生姜，开腠发汗；桂枝助心阳以解肌，芍药开阴结逐血痹，甘草、大枣和里，共同达到开表逐邪，滋润筋脉的作用。

3. 太阳病误下表不解，又引起微喘的证治

【原文】太阳病，下之，微喘者，表未解故也。桂枝加厚朴杏子汤主

之。(43)

【解释】本证的微喘，是下后表不解，正气向上，以致肺气不能宣降的缘故，故于桂枝汤中加入厚朴、杏仁，以宣降肺气。

桂枝加厚朴杏子汤方

桂枝三两（去皮） 甘草二两（炙） 生姜三两（切） 芍药三两 大枣十二枚（擘） 厚朴二两（炙、去皮） 杏仁五十枚（去皮尖）

上七味，以水七升，微火煮取三升，去滓，温服一升，覆取微似汗。

4. 喘家患太阳中风的证治

【原文】喘家作，桂枝汤加厚朴杏子佳。(18)

【解释】肺合皮毛，故素有喘息病的人，往往会因外感而引起喘疾发作，在治疗时，当新旧兼顾，可于桂枝汤中加厚朴、杏仁，以宣肺降气。

5. 误下胸阳受挫的证治

【原文】太阳病，下之后，脉促①胸满者，桂枝去芍药汤主之。(21)

若微寒者，桂枝去芍药加附子汤主之。(22)

【词解】

①促：脉搏跳动极数，并居寸部的脉象。

【解释】太阳病，误下后，出现脉搏急促，胸中满闷的，这是因胸中阳气受挫，太阳之气，欲外出而力不足，逆于胸中所致。用桂枝汤助太阳之气外出，但因芍药益阴，且略带泻性，与阳气受挫者不宜，故去之。

若病人脉促胸满的同时，又微微恶寒，这是阳虚的现象，应在去芍药方中加附子，以振作阳气。

凡云"太阳病下之"，多指里证将实，而表证仍在者而言，所以下后往往表证不太明显。只要见到"脉促""微恶寒""身疼痛"，即可知有部分表邪未尽。

桂枝去芍药汤方

桂枝三两（去皮） 甘草二两（炙） 生姜三两（切） 大枣十二枚（擘）

上四味，以水七升，煮取三升，去滓，温服一升。本云：桂枝汤，今去芍药，将息如前法。

桂枝去芍药加附子汤方

桂枝三两（去皮） 甘草二两（炙） 生姜三两（切） 大枣十二枚（擘） 附子一枚（炮，去皮，破八片）

上五味，以水七升，煮取三升，去滓，温服一升。本云：桂枝汤，今去芍药加附子，将息如前法。

6. 发汗太骤，阳虚液脱的证治

【原文】太阳病发汗，遂漏不止，其人恶风，小便难，四肢微急，难以屈伸者，桂枝加附子汤主之。（20）

【解释】太阳病不论用桂枝汤或麻黄汤发汗，都应取微似汗，不可如水流漓，病必不除。本条就是发汗太骤，以致汗出不止而出现的变证。

发汗太骤，药力未发挥作用，便随汗外泄，故表邪不除，依然恶风；津液亡失，因而小便难；四肢没有阳气的温煦，所以紧急拘挛，伸展不利。本证治疗重点，以扶阳固表为急，故于桂枝汤中加附子主之。

桂枝加附子汤方

桂枝三两（去皮） 芍药三两 甘草三两（炙） 生姜三两（切） 大枣十二枚（擘） 附子一枚（炮，去皮，破八片）

上六味，以水七升，煮取三升，去滓，温服一升。本云：桂枝汤，今加附子，将息如前法。

方解： 本方于桂枝汤中，加附子以固阳，阳固则汗止，汗止则液不外脱。

7. 汗后荣虚身痛

【原文】发汗后，身疼痛，脉沉迟者，桂枝加芍药生姜各一两人参三两新加汤主之。（62）

【解释】身疼痛一症，脉象浮紧的是表邪外束，荣卫被郁；脉象沉迟的是荣血不足，肌肉失养。尤其是见于发汗之后，更说明是荣虚，不是表实，故以桂枝新加汤调荣卫补阴血。

桂枝新加汤方

桂枝三两（去皮）　芍药四两　甘草二两（炙）　人参三两　大枣十二枚（擘）　生姜四两

上六味，以水一斗二升，煮取三升，去滓，温服一升。本云：桂枝汤，今加芍药、生姜、人参。

方解：桂枝汤调和荣卫；加人参与加重芍药的剂量，以补虚益血；加重生姜之辛散，助桂枝以畅血行。荣卫充足，血行通畅，通则不痛，故可痊愈。

8. 桂枝证兼心下水饮结聚的证治

【原文】服桂枝汤，或下之，仍头项强痛，翕翕发热，无汗，心下满，微痛，小便不利者，桂枝去桂加茯苓白术汤主之。（28）

【解释】本条"仍"字，直贯到"小便不利"一句。"服桂枝汤，或下之"是假设之辞。"心下满，微痛"是本证的重点。"无汗，小便不利"是辨证的关键。因为"头项强痛"虽是太阳病，"翕翕发热"虽属桂枝汤的热型，但"心下满，微痛"与"无汗，小便不利"结合，知是水饮内结为重点，水饮内结，因而满痛；水精不能外行下达，故无汗小便不利。太阳病当发汗，但水饮不散，则脾不能散精于外，故非汗法所宜，心下满似乎当下。但非胃家实，故下亦不除，所以服桂枝汤或下之而病不解。本证必须先开水饮，水饮一散，水精四布，即可痊愈，故以桂枝去桂加茯苓白术汤主之。

原方注解

桂枝去桂加茯苓白术汤方

芍药三两　甘草二两（炙）　生姜三两（切）　白术　茯苓各三两　大枣十二枚（擘）

上六味，以水八升，煮取三升，去滓，温服一升，小便利则愈。本云：桂枝汤，今去桂，加茯苓、白术。

方解：茯苓淡渗，芍药破结，都能利小便。白术助脾转输，化水饮散精气。甘草、生姜、大枣，协和诸药，兼调荣卫。本证是有形的水饮，不是无形的水气，故用芍药之开泄，不用桂枝的温化。

9. 小结

使用桂枝汤，必须随症加减。如兼项背强几几者，为邪入经输，加葛根；若属表实而无汗者，再加麻黄。肺气不宣，喘者，加厚朴、杏仁。误下胸阳受挫，脉促胸满者，去芍药；若兼阳虚而微恶寒者，再加附子。发汗遂漏不止亡阳脱液者，加附子。荣虚身痛者，加芍药、生姜、人参。兼心下水饮结聚，水精不能四布，无汗小便不利者，去桂枝加茯苓、白术。

桂枝汤的加减，并不只此，本节仅是举出几例，以作临床启示。

二、麻黄汤证

（一）麻黄汤的应用

1. 太阳伤寒的证治

【原文】太阳病，头痛、发热、身疼、腰痛、骨节疼痛，恶风、无汗而喘者，麻黄汤主之。（35）

【解释】寒邪外束，阳气郁闭，荣卫不畅，故身痛、骨节疼痛；太阳经脉挟背抵腰，邪入经脉，故腰痛；皮毛郁闭，故无汗；肺合皮毛，肺气不利，故喘。这一系列症状，属于表实，故用麻黄汤开表发汗，以解在表之寒邪。

伤寒的脉，已见于第3条，当合看。

麻黄汤方

麻黄三两（去节） 桂枝二两（去皮） 甘草一两（炙） 杏仁七十个（去皮尖）

上四味，以水九升，先煮麻黄减二升，去上沫，纳诸药，煮取二升半，去滓，温服八合，覆取微似汗，不须啜粥，余如桂枝法将息。

方解：麻黄辛温开表，散风寒，发汗定喘。桂枝辛温通阳，助麻黄以解表邪。杏仁苦温，能利肺气而定喘。甘草甘平能和脾胃而调诸药。本方是开表发汗的峻剂，为太阳伤寒证的主方。

2. 用麻黄汤时，应结合脉象

【原文】脉浮者，病在表，可发汗，宜麻黄汤。（51）

脉浮而数者，可发汗，宜麻黄汤。（52）

【解释】麻黄汤是发汗峻剂，使用时，除了根据症状外，还必须结合脉象。如脉浮的，是病在表，治疗原则，应当发汗，但应浮而紧，至少亦须浮而不弱，始可用麻黄汤。若脉浮而弱的，当用桂枝汤，麻黄汤即在禁用之列了。

如脉浮而数的，数脉虽有入里化热之势，但兼浮象，说明病势仍偏于表，故仍可考虑先用麻黄汤解表。

条文中的"可"字和"宜"字，都不是肯定之词，而是含有斟酌的意味，故此两条只是原则性地指出麻黄汤适应的脉象，临床时还须与症状结合，才可使用。

3. 阳郁太重者，服麻黄汤后，不从汗解，必从衄解

【原文】太阳病，脉浮紧，无汗发热身疼痛，八九日不解，表证仍在，此当发其汗。服药已微除，其人发烦目瞑①，剧者必衄，衄乃解。所以然者，阳气重故也。麻黄汤主之。（46）

【词解】

①瞑：莫经切，目不明也；民坚切，与眠通。

【解释】太阳伤寒，虽已八九日，只要无汗、发热、脉浮紧等症仍在，即仍当用麻黄汤发汗。若服汤后，表证虽有所减轻，但其人出现心里发烦，及眼花缭乱、闭目懒睁等症状，这不是药不对证，而是由于阳气郁闭太重，麻黄汤鼓动阳气外达的一种现象。剧烈的可发生鼻衄，由于血汗同源，衄后阳随血泄，表证亦可消除，故后世往往称衄为红汗。

"麻黄汤主之"句，当在"此当发其汗"句下，此是倒装句法。

4. 太阳伤寒有自衄而愈者，有衄而不愈，仍宜用麻黄汤者

【原文】太阳病，脉浮紧，发热，身无汗，自衄者，愈。（47）

伤寒脉浮紧，不发汗因致衄者，麻黄汤主之。（55）

【解释】血与汗异名同源，故太阳伤寒，可通过衄而自愈。但有的虽衄而点滴不成流，症状没有消失，脉证仍实者，仍当用麻黄汤治疗。

（二）麻黄汤的加减

1. 小青龙汤证

【原文】伤寒表不解，心下有水气。干呕、发热而咳，或渴，或利，或噎①，或小便不利少腹满，或喘者，小青龙汤主之。（40）

【词解】

①噎：食管气逆噎塞，吞咽不顺利。

【解释】太阳为寒水之经，肺为水之上源，主通调水道，外与皮毛相合，故太阳表证不解，能影响肺的功能，发生心下有水气的病变。本证即因表证不解而发热，水气犯胃而干呕，凌肺而咳，故治以发汗散水气的小青龙汤。

由于水气的变动不拘，故其出现的症状也是多式多样。如：阻碍津液上达就渴；下趋大肠就微微腹泻；影响三焦与膀胱的气化，就小便不利少腹满；影响肺气的下降就要喘。不管这些症状如何变化，只要抓住干呕发热而咳的主症，认清是表不解而引起的水气病变，就用小青龙汤主治。

小青龙汤方

麻黄（去节） 芍药 细辛 干姜 甘草（炙） 桂枝（去皮）各三两 五味子半升 半夏半升（洗）

上八味，以水一斗，先煮麻黄，减二升，去上沫，纳诸药，煮取三升，去滓，温服一升。若渴，去半夏加栝楼根三两；若微利，去麻黄加芫花，如一鸡子，熬令赤色；若噎者，去麻黄加附子一枚炮，若小便不利少腹满者，去麻黄加茯苓四两；若喘，去麻黄加杏仁半升，去皮尖。

方解： 麻黄、桂枝解表。细辛能散，干姜能温，以祛寒散水气。五味子收敛肺气，佐姜辛以治咳。半夏除水饮，降胃气以止呕。芍药和阴，调剂姜桂之辛燥。甘草和药性，令药力周到而不暴。

渴去半夏加栝楼根，是因半夏性燥，能耗损津液，栝楼根能生津止渴。微利、噎、少腹满，都是在里部，故俱去麻黄，加附子温化水气以治噎；加芫花逐肠中的水气；加茯苓淡渗利小便以治少腹满。喘是水气所迫，肺气上逆，故去升散的麻黄，加苦降的杏仁。

2. 服小青龙汤后口渴，是水去欲解的好现象

【原文】伤寒，心下有水气，咳而微喘，发热不渴，服汤已渴者，此寒去欲解也。小青龙汤主之。（41）

【解释】咳而微喘，与发热并见，是伤寒挟水气的特征，当用小青龙汤主治。但应注意的是，如果本来不渴，服小青龙汤后反出现渴的，这是病邪已解，津液一时未复的缘故，不可认为是小青龙汤的或然证。

"小青龙主之"句，是倒装句法，当在"发热不渴"句下。

3. 表闭阳郁烦躁的证治

【原文】太阳中风，脉浮紧，发热恶寒身疼痛，不汗出而烦躁者，大青龙汤主之。若脉微弱，汗出恶风者，不可服之。服之则厥逆[①]，筋惕肉瞤[②]，

此为逆也。(38)

【词解】

①厥逆：手足发凉。

②筋惕肉瞤：肌肉跳动。

【解释】脉浮紧、发热、恶寒、身疼痛、无汗，是表实证，宜麻黄汤；但同时出现烦躁，是表邪郁闭太重，阳欲外出作汗而不能，扰于胸中所致。此虽应发汗，但麻黄汤已嫌力量不足，且又过于辛热，于烦躁不宜，故以大青龙汤主之。

按：风为阳邪，善行数变，化热最速，本条虽是表实证，但有烦躁一症，故仍名曰太阳中风，这是仲景对于六经风寒命名的概念。末后又指出：若脉微弱而烦躁，或汗出恶风之中风，俱不可误认为大青龙汤证，若误服之，必致亡阳厥逆，筋肉失养，致成坏病。

原方注解

大青龙汤方

麻黄六两（去节） 桂枝二两（去皮） 甘草二两（炙） 杏仁四十枚（去皮尖） 生姜三两（切） 大枣十枚（擘） 石膏如鸡子大（碎）

上七味，以水九升，先煮麻黄，减二升，去上沫，纳诸药，煮取三升，去滓，温服一升，取微似汗。汗出多者，温粉粉之。一服汗者，停后服。若复服，汗多亡阳遂虚，恶风烦躁，不得眠也。

方解：本方即麻黄汤与越婢汤组成的复方。因本证不汗出而烦躁，是阳气郁闭过重，故重用麻黄。但麻黄辛热，于烦躁不宜，因加辛寒的石膏，使发汗而不助热，令郁阳从胸中肌肉发越而出。

4.伤寒阳郁身重的证治

【原文】伤寒脉浮缓，身不疼，但重，乍有轻时，无少阴证者，大青龙汤发之。(39)

【解释】太阳伤寒，本当脉浮紧、身疼痛，但有时因阳气郁闭不解，以致荣卫滞涩，脉可能由浮紧变为浮缓，身痛可能变为身重。这是由于表邪郁闭过重所致，当以大青龙汤发之。

本条的脉浮缓，是由浮紧变来，必滞涩有力，与太阳中风之弛缓不同。身重是由身痛变来，有拘束不舒木钝的感觉，与阳明之沉重，少阴之倦怠，都有所不同。尤其是因表阳时通时滞，而乍有轻时，与阳明少阴之持续性身重不同，为病在太阳的特征。

5. 小结

麻黄汤是发汗峻剂，因此必须是荣卫足表邪实，无汗、身疼痛、脉浮紧（最低标准亦须浮而不弱）的太阳表实证，始可用之。

麻黄汤证，是表邪郁闭，卫气但合不开，所以卫强而荣不弱。若水气不能从汗孔外泄，则形成小青龙汤证；若阳扰于胸中，则形成大青龙汤证；荣阴郁极，迫而上行，则形成衄证；衄后阳热随血外泄，有自解者；若不解，麻黄证仍在者，仍宜麻黄汤。

三、麻桂复方证

（一）太阳病，发热恶寒，间歇发作的转归与治疗

【原文】太阳病，得之八九日，如疟状，发热恶寒，热多寒少，其人不呕，清①便欲自可，一日二三度发，脉微缓者，为欲愈也。脉微而恶寒者，此阴阳俱虚，不可更发汗更下更吐也。面色反有热色者，未欲解②也；以其不能得小汗出，身必痒，宜桂枝麻黄各半汤。（23）

【词解】

①清：与圊同。

②未欲解：是欲解而未能的意思。

【解释】"太阳病，得之八九日"是本节的前提，说明病程已经很长。以下从"如疟状"到"为欲愈也"为一段，说明欲愈的脉证。从"脉微而恶寒者"到"更下更吐也"为一段，说明阴阳俱虚的脉证及治禁。"面色反有热色"以下为一段，是在第一段的证候基础上，说明阳气怫郁不得越，

就必须桂麻各半汤小发汗以助之。

"如疟状"，是说发热恶寒的太阳热型，因伤寒表邪残留未尽，由持续发作，变为一日二三度发的间歇发作。这既与少阳的往来寒热不同，也和疟疾的一日一发或间日一发不同。并且其人不呕，二便正常，证明病邪仍在表位。热多寒少，是发热显著，恶寒轻微。再结合脉搏微有缓象，说明了本证为邪势已衰，正气将复，故为欲愈之候。若再兼见面热身痒，这是阳气怫郁在表，欲解而仍不能解的现象，所以用桂麻各半汤小发汗以助其外解。

若八九日后，不是热多寒少，而是脉微恶寒，为外邪虽衰，但正气也很虚，已有转入少阴的趋势，故禁用汗吐下等治法。

桂枝麻黄各半汤方

桂枝一两十六铢（去皮） 芍药 生姜（切） 甘草（炙） 麻黄（去节）各一两 大枣四枚（擘） 杏仁二十四枚（汤浸，去皮尖及两仁者）

上七味，以水五升，先煮麻黄一二沸，去上沫，纳诸药，煮取一升八合，去滓，温服六合。本云：桂枝汤三合、麻黄汤三合，并为六合，顿服。将息如上法。

方解：本方是麻桂二汤，各取原剂量1/3的复方。因麻黄汤开肤表，桂枝汤调荣卫。量少力轻，适用于表证已衰，余邪未尽，发热恶寒间歇发作的病人。

（二）服桂枝汤大汗出后的两种证治

【原文】服桂枝汤，大汗出，脉洪大者，与桂枝汤，如前法。若形似疟，一日再发者，汗出必解，宜桂枝二麻黄一汤。（25）

【解释】服桂枝汤大汗出，是汗不如法，病必不除，外证必有残留，按法当再服桂枝汤，故本条的脉洪大，必按之无力，来盛去衰，仍是阳浮阴弱的脉象，故仍服桂枝汤如前法，以取微汗。

若服桂枝汤大汗出后，恶寒发热症状，由持续发作，变为一日二次间歇发作的，多是无汗表实证，误服桂枝汤，因汗出太骤，或汗出不彻所致。故用桂二麻一汤和荣卫兼开肤表以发汗。但应注意的是，其如疟状日再发时，亦必发热恶寒而无汗，如果是时发热自汗出而不愈者，那又是桂枝汤主治的范围了。

桂枝二麻黄一汤方

桂枝一两十七铢（去皮） 芍药一两六铢 麻黄十六铢（去节） 生姜一两六铢（切） 杏仁十六个（去皮尖） 甘草一两二铢（炙） 大枣五枚（擘）

上七味，以水五升，先煮麻黄一二沸，去上沫，纳诸药，煮取二升，去滓，温服一升，日再服。本云：桂枝汤二分，麻黄汤一分，合为二升，分再服，今合为一方，将息如前法。

方解：本文的组成，和桂麻各半汤基本相同，只是麻黄汤的剂量更小，在小发汗中，属于轻型。

（三）表邪未尽，里将化热的证治

【原文】太阳病，发热恶寒，热多寒少，脉微弱者，此无阳也，不可发汗，宜桂枝二越婢一汤。（27）

【解释】发热恶寒是太阳的热型，热多寒少是发热的程度重，恶寒的程度轻微，这是阳胜阴退，将要好转的趋势。但如果持续热重寒轻，就是已将入里化热，需清里透表，不可单用发汗法，故用桂二越一的辛凉法。

按："脉微弱者，此无阳也"，与本条证候不符，恐为错简，暂不解释，留以待考。

桂枝二越婢一汤方

桂枝（去皮） 芍药 麻黄 甘草（炙）各十八铢 大枣四枚（擘） 生姜一两二铢（切） 石膏二十四铢（碎，绵裹）

上七味，以水五升，煮麻黄一二沸，去上沫，纳诸药，煮取二升，去滓，温服一升。本云：当裁为越婢汤桂枝汤，合之饮一升，今合为一方，桂枝汤二分，越婢汤一分。

方解：石膏清里热，麻黄配石膏，使热从肌肉中透出。因兼有微表，故加桂枝汤解表，兼调荣卫。

（四）小结

三复方适用于太阳伤寒，病程较久，或已发汗，或未发汗，大势虽衰，而余邪未尽的病人。

桂麻各半汤证，是一日二三度发，面热身痒，在三方中，表邪较重。桂二麻一汤证，是日再发，无面热身痒等症状，表邪较轻。桂二越一汤，则为表邪更轻，而兼有里热者设。

四、禁汗证

（一）阴虚者禁汗

【原文】咽喉干燥者，不可发汗。（83）

【解释】咽喉是三阴经脉所循行之处，凡平素咽喉干燥者，或外感后咽喉干燥者，多是三阴精血虚少，其汗源也必定不足，故不可发汗。若强发其汗，必致阴液更伤，变证百出。

（二）膀胱有热者禁汗

【原文】淋家，不可发汗，发汗必便血。（84）

【解释】平素患淋证者，叫作淋家。多由肾阴不足，或膀胱有热所致。若发其汗，必伤阴动血，而为尿血。

（三）久患疮痈者禁汗

【原文】疮家虽身疼痛，不可发汗，汗出则痉[①]。（85）

【词解】

①痉：《金匮》作痓，是筋脉紧急，角弓反张的病名。

【解释】久患疮疡，脓血流漓的病人，往往因津液亏耗，荣血不足而身疼痛，不可误认为表证而发汗。即便是有表证，也应照顾其阴分。若不顾其阴，强发其汗，必致荣阴更伤。出现筋脉失养，紧急拘挛的症状。

（四）衄家禁汗

【原文】衄家，不可发汗，汗出必额上陷脉^①急紧，直视不能眴^②，不得眠。（86）

【词解】

①额上陷脉：指额旁两太阳穴处的动脉。

②眴：同瞬，指目睛转动不灵活。

【解释】平素习惯性衄血的人，荣血必虚，若再发其汗，必重伤其血。阴血虚而筋脉不柔和，故额旁陷凹处的动脉，呈紧急状态。阴伤则目系急，故目睛直视，转动不灵活。阴虚则阳不归阴，故不能入睡。

按：第55条说："伤寒脉浮紧，不发汗因致衄者，麻黄汤主之。"本条又说："衄家不可发汗。"看来好像矛盾。其实55条的衄，是不发汗所致，卫强荣不弱，故衄后不解，仍可用麻黄汤。此条是习惯性衄血，平素即阴亏荣弱，故不可发汗。

（五）亡血的病人禁汗

【原文】亡血家^①，不可发汗，发汗则寒栗而振。（87）

【词解】

①亡血家：对包括吐血、下血、胎、产、崩、漏、外伤等失血证而言。

【解释】气血是互相依附的，故亡血虽能伤阴，但气随血亡，亦必伤阳。因此亡血家不可发汗。若再发其汗，必致阳气更虚，不能卫外，出现周身寒栗颤抖的病变。

发汗虽能去邪，但相对之下，不耗阴，必耗阳。衄家是阳盛迫血妄行，为阳有余而阴不足，故发汗后不见阳伤，而见阴血急迫，出现脉紧急、直视不得眠等症；亡血家是阳虚不能摄血，重点在阳不足，故汗后不觉其阴伤，而见其阳虚，出现寒栗而颤抖的症状。

（六）汗家禁汗

【原文】汗家^①，重发汗，必恍惚心乱，小便已阴疼，与禹余粮丸。（88）

【词解】

①汗家：指平素常出汗，如自汗、盗汗等病人。

【解释】汗为心之液，平素常出汗的病人，心阳必亏，心阴必伤。若再重发其汗，更伤其阴阳，必心失所养而慌乱不安。津液不能濡润尿道，则小便后尿道涩痛。

> 原方注解
>
> **禹余粮丸：** 方缺。

（七）里寒者禁汗

【原文】病人有寒^①，复发汗，胃中冷，必吐蚘^②。（89）

【词解】

①有寒：指中阳不足的病人。

②蚘：同蛔。

【解释】平素中阳不足的病人，若再发其汗，必致中阳更虚，胃中更冷。蛔虫喜温恶寒，故发汗后会出现吐蛔的现象。

（八）下后里虚者忌汗

【原文】脉浮数者，法当汗出而愈。若下之，身重、心悸者，不可发汗，当自汗出乃解。所以然者，尺中脉微，此里虚，须表里实，津液自和，便自汗出愈。（49）

【解释】第52条说："脉浮而数者，可发汗。"若不先发汗，而竟下之，致阳气被伤，不能温煦而身重，心阳不足而心悸，此时即使还有表证，亦不可再发其汗。因为发汗必须阴液充足，阳气蒸腾，现在里气已虚，故不宜再汗。

下后里虚，可于尺脉来诊断，因为尺主里，若里虚者，尺脉必微。

本证既不宜再汗，可安静调养，俟其津液恢复，阳气能鼓舞外达，周身自汗出，则身重、心悸等症，即可消失，此即所谓"阴阳和者必自愈"。

"须表里实"，虽是指阳气津液自行恢复，但也意味着和表实里的治法（如小建中汤之类）在内。

（九）荣血不足者忌汗

【原文】脉浮紧者，法当身疼痛，宜以汗解之。假令尺中迟者，不可发汗。何以知然？以荣气不足，血少故也。（50）

【解释】脉浮紧为表实，当有身疼痛的症状，应用麻黄汤发汗。但用麻黄汤时，必须荣卫充实，始可用之，假若尺部脉迟，说明病人荣血已经不足，虽有表证，也不可发汗，若强发其汗，必更耗荣血，导致变证。

脉搏的迟或数，必三部并见。本条"尺中迟"，并不是说单独尺迟而寸关不迟，主要精神是用尺脉来说明里虚。迟是血少，即涩而不流利的意思。

（十）小结

发汗虽能祛邪，但易耗阴损阳，故凡阴虚、血少、阳虚、里寒者，俱在禁汗之列。论中指出咽喉干燥者、疮家、衄家、汗家、亡血家、淋家、尺中脉微者、脉迟者等，我们要一隅三反，触类旁通。

误汗的变证，是阴虚者更易伤阴，阳虚者更易伤阳。论中未具体指出变证者，我们可根据其弱点所在，作出恰当的估计。

五、辨证

（一）辨病变的阴阳属性及预测其愈期

【原文】病有发热恶寒者，发于阳也；无热恶寒者，发于阴也。发于阳，七日愈，发于阴，六日愈。以阳数七，阴数六故也。（7）

【解释】伤寒的症状，虽然复杂，但是归纳起来，总离不开六经，六经又离不开阴阳。《素问·阴阳应象大论》说："阳胜则热，阴胜则寒。"故发热而恶寒的，为发于阳经，无热恶寒的，为发于阴经。

按："发于阳，七日愈，发于阴，六日愈"，文义不明，姑存疑待考。

（二）辨治疗伤津，是否能自愈

【原文】凡病，若发汗、若吐、若下、若亡血、亡津液，阴阳自和者，必自愈。（58）

【解释】汗、吐、下等法的治疗目的，都是为了祛邪以调阴阳，但用之不当，能耗损津液，甚至造成阴阳的偏盛偏衰。

"亡津液，阴阳自和者，必自愈"主要是说明人体阴阳两方面的主要作用。因为阴气和则津液可以滋生，阳气和则津液得以输布。所以仅亡津液，而无明显阴阳偏盛偏衰的，即不必治疗，可俟其自愈。反之，若汗、吐、下，或亡血以后，不但伤津，并且导致阴阳偏盛偏衰时，就必须针对病情，以寒热补泻等法，及时救治，不能待其自愈了。

"亡血"，有时也是一种自然疗法，如太阳病"衄乃解"及"热结膀胱，血自下，下者愈"都是实例。

（三）亡津液，阴阳和自愈的举例

【原文】大下之后，复发汗，小便不利者，亡津液故也。勿治之，得①小便利，必自愈。（59）

【词解】

①得：等待的意思。

【解释】大下，津伤于内，复发汗，津越于外，若汗下后仅仅小便不利，而无明显阴阳偏盛偏衰现象的，为一时性津液不足，无需治疗，俟其津液自复，即小便通利而愈。若误用淡渗利小便的药物，必津液愈竭，小便愈难。

本条的小便不利，仅是一时津液不足，故能不药自愈。反之，若阳虚水泛的真武汤证，三焦失职的五苓散证等，又须随证施治，以调其阴阳，就不能一味等待了。

（四）辨头痛有热，属表属里

【原文】伤寒不大便六七日，头痛有热者，与承气汤。其小便清者，知不在里，仍在表也，当须发汗；若头痛者，必衄。宜桂枝汤。（56）

【解释】头为诸阳之会。阳明里热，能上冲而头痛；太阳表热，也能涉及经脉而头痛；特别是邪郁经络的，头痛就更明显些。因此六七日不大便又兼头痛时，为了辨识其属表属里，可结合小便情况来诊断。若小便赤的为里热，当以调胃承气汤下之；小便清的为表邪，当以桂枝汤汗之。若发汗以后，仍然头痛的，是热郁经络，必伤阳络而衄血。但衄后热随血泄，头痛也会痊愈。

"宜桂枝汤"，当在"当须发汗"句下。

（五）舍证从脉，决定先里后表

【原文】病发热头痛，脉反沉。若不瘥，身体疼痛，当救其里，宜四逆汤。（92）

【解释】《平脉篇》说："病人若发热，身体疼，脉沉而迟者，知其瘥也。"本条发热头痛，是表证未解，若脉由浮转沉，当考虑病情可能好转，但病人仍然身体疼痛，即非表证好转，而是表证未罢，里阳先虚。按治疗原则，当先温里，后解表，故先用四逆汤救里，后用桂枝汤以解外。

（六）里寒兼表，先温后汗

【原文】伤寒，医下之，续得下利清谷不止，身疼痛者，急当救里；后身疼痛，清便自调者，急当救表。救里宜四逆汤，救表宜桂枝汤。（91）

下利腹胀满，身体疼痛者，先温其里，乃攻其表。温里宜四逆汤，攻表宜桂枝汤。（372）

【词解】

①清谷：泻下的粪便中，有未消化的食物。

【解释】伤寒的治疗法则，一般是汗不厌早，下不厌迟。即使表兼里实，也当先汗后下，如兼里虚，就当先温后汗，更不能用下法。误用即会导致变证百出。

第91条的下利清谷不止，即因误下而致脾胃虚寒；第372条的腹胀满，是脾虚不能运化，即所谓"脏寒生满病"。身疼痛，均系表不和，故二者都是表兼里寒证。

里寒当温里，表证当解表，但救表必须里气充实。这是因为荣卫借助于中焦水谷的精气，设中阳不足，必外攻无力，故此两条均先以四逆汤温里，俟其里气充实，大便正常后，再以桂枝汤救表。

（七）里寒外热的证治

【原文】 脉浮而迟，表热里寒，下利清谷者，四逆汤主之。（225）

【解释】 脉浮是邪在表，迟是寒在脏，下利清谷，更是里寒的特征。本证是表里俱病，而里寒外热，故当先温后汗，以四逆汤主之。

（八）里寒攻表的变证

【原文】 下利清谷，不可攻表，汗出必胀满。（364）

【解释】 下利清谷，为阳虚里寒，属禁汗之列。若误发其汗，则里阳更伤，必出现脾虚不运的胀满症状。

以上四条，或从症状，或从脉象，来辨析里虚里寒，并指出先温后汗的治则和不温里竟攻其表的变证。同时又指出里阳恢复后，欲救表时，也只能用调和荣卫的桂枝汤，不能用峻剂麻黄汤。这都是要注意的。

（九）辨病在太阳，虚在少阴，及误治变证与救治法

【原文】 伤寒脉浮、自汗出、小便数、心烦、微恶寒、脚挛急，反与桂枝，欲攻其表，此误也。得之便厥，咽中干，烦躁吐逆者，作甘草干姜汤与之，以复其阳。若厥愈足温者，更作芍药甘草汤与之，其脚即伸。若胃气不和，谵语者，少与调胃承气汤。若重发汗[①]，复加烧针者，四逆汤主之。（29）

【词解】

①重发汗：即峻发汗，指麻黄汤。

【解释】 脉浮、自汗出、微恶寒，是太阳表证；小便数，是肾阳虚而不摄；脚挛急，是少阴阴虚，不能濡润筋脉；心烦，是里虚不耐邪扰。故本证是少阴虚，不能藏精而起亟，以致太阳不能卫外而为固。因而形成病在太阳，虚在少阴，故本证脉象，必浮大而虚，同时一受外邪，即自汗出，也有阳虚不固的因素在内。因此治疗时，必须太少兼顾，不可径用桂枝汤攻表。

如果但攻太阳，不顾少阴，服桂枝汤汗出之后，必亡阳伤阴。亡阳则四肢厥冷，甚至中阳不守而吐逆；伤阴则咽中干；阴阳不交则烦躁。此时阴阳两虚，当以救中阳为先，故以甘草干姜汤主之。服后若阳复而手足转温，再用芍药甘草汤和其阴以治脚挛急。以上是误汗必见的变证及救治的步骤与方法。

若阳回之后，再兼见谵语者，是胃中有燥结所致，可少与调胃承气汤，使胃气和则谵语自止。

若本证不是用桂枝汤治疗，而是用麻黄汤峻发其汗，并加烧针的，则亡阳必更严重，故救治时，必须于甘草干姜汤中，再加附子，即四逆汤主之。

本证的正当疗法，当表里兼顾，温汗并施，可用桂枝加附子汤，固阳兼以解表，自无流弊。同时本条的症状，也与 20 条大致相同。

原方注解

甘草干姜汤方

甘草四两（炙）　干姜二两

上二味，以水三升，煮取一升五合，去滓，分温再服。

方解：甘草甘平补中，干姜辛热温中，二药合用，为辛甘回阳法。

芍药甘草汤方

芍药　甘草（炙）各四两

上二味，以水三升，煮取一升五合，去滓，分温再服。

方解：芍药益阴，止挛急；甘草缓急补中，和药性，二药合用，为苦甘化阴法。

调胃承气汤方

大黄四两（清酒洗）　甘草二两（炙）　芒硝半升

上三味，切，以水三升，煮二物至一升，去滓，纳芒硝，更上火微煮令沸，少少温服之。

方解：大黄开结，芒硝涤热，甘草和中，为和胃开结涤热之轻剂。

四逆汤方

原方注解

甘草二两（炙） 干姜一两半 附子一枚（生用，去皮，破八片）

上三味，以水三升，煮取一升二合，去滓，分温再服。强人可大附子一枚，干姜三两。

方解： 本方即甘草干姜汤，再加走而不守的附子，回阳之力更大。方名四逆，是大力回阳，以治四肢逆冷的意思。

（十）辨里虚烦悸

【原文】伤寒二三日，心中悸而烦者，小建中汤主之。（102）

【解释】伤寒二三日，病程很短，又未经误治，本不当有烦和悸的症状，今出现烦而悸，悸是心阳不足，烦是阴虚不胜邪，欲汗而不能。这是虚在中焦，荣卫不足所致的里虚证，急先培其本，故用小建中汤，以培补中焦化源。服汤后荣卫充足，亦可自汗而解。

小建中汤方

原方注解

桂枝三两（去皮） 甘草二两（炙） 大枣十二枚（擘） 芍药六两 生姜三两（切） 胶饴一升

上六味，以水七升，煮取三升，去滓，纳饴，更上微火消解，温服一升，日三服。呕家不可用建中汤，以甜故也。

方解： 本方以饴糖为君，甘以补中，为化生荣卫之本。再合桂枝汤倍芍药，辛甘化阳，苦甘化阴。阴阳俱足，诸症即可消失。

（十一）伤寒见结代脉的证治

【原文】伤寒，脉结代，心动悸，炙甘草汤主之。（177）

【解释】心主脉，脉是血之府，血行脉中，随气而动。若平时即心血不足，心阳不振，患伤寒则因邪气阻滞，气血不足，心力不续，必出现结代的脉象，及心动悸等症状。亦有由于伤寒伤及心阴心阳，而瘥后出现者，统以补虚复脉的炙甘草汤主之。

炙甘草汤方

甘草四两（炙）　生姜三两（切）　人参二两　生地黄一斤　桂枝三两（去皮）　阿胶二两　麦门冬半升（去心）　麻仁半升　大枣三十枚（擘）

上九味，以清酒七升，水八升，先煮八味，取三升，去滓，纳胶烊消尽，温服一升，日三服。一名复脉汤。

方解： 胃为十二经脉之海，荣卫生化之源，炙甘草大补中州，故以为君。人参补元气；桂枝壮心阳；麦冬、生地、麻仁、阿胶，养阴益血；生姜、大枣，调和荣卫；又加清酒通行脉道。使气足血畅，脉行正常，则动悸自止，故本方又名复脉汤。

（十二）结代脉象的分析和预后

【原文】脉按之来缓，时一止复来者，名曰结。又脉来动而中止，更来小数，中有还者反动，名曰结，阴也；脉来动而中止，不能自还，因而复动者，名曰代，阴也①。得此脉者，必难治。（178）

【词解】

①阴也：指脉的属性。辨脉法说："脉沉、涩、弱、弦、微，此名阴也。"

【解释】病人脉搏跳动迟缓，有时歇止，但不到一至的时间，不至的脉搏，马上接着又动起来，这叫结脉。

又有的脉搏跳动中有歇止，但歇止之后，续来的脉搏，略微快些，这虽然歇止，但实际续来的脉搏，已将其歇止之数补足，也就是所谓"中有还者"，这也叫结脉。

又有的脉搏歇止之后，不像结脉马上复来，后至的脉搏，也不加快，中间缺着一至脉搏，即所谓"不能自还"，叫代脉。

形成结代脉的原因，都是心血不足，心阳不振，故在属性上都是属阴的。在伤寒中，有见于初期的，有见于瘥后的，都是难治之脉。但二者比较起来，代脉比结脉更为严重些。

（十三）辨误吐的脉证

【原文】太阳病，当恶寒发热，今自汗出，反不恶寒发热，关上脉细数者，以医吐之过也。一二日吐之者，腹中饥，口不能食；三四日吐之者，不喜糜粥，欲食冷食，朝食暮吐，以医吐之所致也。此为小逆。（120）

【解释】太阳病的热型，是发热恶寒，正治法是麻、桂发汗。吐法虽亦稍有解表的作用，但能损伤脾胃，故太阳病用吐法后，发热恶寒的症状虽消失，但因吐后气伤，脾胃虚弱，所以关上脉细数，此为误吐的变证。

吐伤脾胃，又因病程长短而有不同的特征。如得病一二日，正气尚未大耗，则吐后仅伤胃阳，脾尚能运化，故虽知饥而不欲食。得病三四日，热渐向内，正气亦消耗较重，若再吐之，则脾胃俱伤，热邪内陷，运化无力，湿热不化。故不喜糜粥，欲食冷食，朝食暮吐，病情即较严重了。

末句是总结语，说明吐法有伤正的方面，也稍有解表的作用，比起下法来，还是小逆。

（十四）辨吐后内烦

【原文】太阳病吐之。但太阳病当恶寒。今反不恶寒，不欲近衣，此为吐之内烦①也。（121）

【词解】

①内烦：即内热之意。

【解释】吐法不但能伤阳，亦能耗伤津液而伤阴，以至化燥生热。本条吐后"不欲近衣"，就是里已燥热的特征。

（十五）辨汗后脉数的真热假热

【原文】病人脉数。数为热，当消谷引食。而反吐者，此以发汗，令阳气微，膈气虚，脉乃数也。数为客热①，不能消谷，以胃中虚冷，故吐也。（122）

【词解】

①客热：非本身的真热，即假热之意。

【解释】根据病人消化力的强弱，可以测知数脉的真热假热。如病人消谷善饥，是胃脘之阳盛，为真热，脉必数而有力。如不能消谷而反吐，便是假热。假热之数，是膈间气虚，虚阳浮动所致，必数而无力。膈气既虚，胃中必冷，故不但不能消谷，并且不能纳谷，因而出现食入反吐的症状。

本条之脉数，是由发汗所致，上条之脉数，是误吐所致，成因虽不同，病理却是一致。

（十六）小结

欲治疗得当，必须辨证明确，故伤寒辨证，是最重要的一环。辨证首应辨明阴经或阳经。如恶寒兼发热者为阳经，恶寒不发热者为阴经。次应辨表里，可根据小便的清与不清。表里兼见的辨证与治疗，应当是表兼里实者，先汗后下。若不解表而竟下之，则有痞结等变证。表兼里虚里寒者，先温补，后发汗。若不温补而竟汗之，则有寒中胀满等变证。辨里寒，以下利清谷，脉沉脉迟为主。辨里虚，以脉涩，脉浮而虚，脉结代，心动悸为主。

辨表里虚实，还应注意里热的真假。如吐后汗后，脉数是否有力，欲食冷食，是否朝食暮吐等，均应参考。另外，汗吐下后小便不利，是否病态，亦应仔细分析。本节是列举数例，欲学者举一反三，触类旁通。

第四节　太阳腑证

一、蓄水证

（一）太阳蓄水的证治及与胃中干的鉴别

【原文】太阳病，发汗后，大汗出，胃中干，烦躁不得眠，欲得饮水者，少少与饮之，令胃气和则愈；若脉浮，小便不利，微热，消渴①者，

五苓散主之。(71)

【词解】

①消渴：渴饮不止，饮不解渴的意思。在本论中只是一个症状，与饮一溲一的消渴病不同。

【解释】发汗后之渴，有由于耗伤津液者，津液耗则胃中干燥而渴欲饮水。胃不和则卧不安，故亦能烦躁不得眠，但必脉静身凉。此种情况，可少与饮水，使胃中不干，即可痊愈。

有由于三焦失职者，因为三焦外应腠理，通于皮毛，下连膀胱，患太阳表病，人体的津液本有随三焦外供皮毛作汗之势，若汗后表邪未尽，仍脉浮发热，虽仍能外应皮毛，但不能正常下输膀胱，以致阳气不足，三焦气化失职，水湿内停，妨碍津液的输布，故消渴，不能下输膀胱，故小便不利。此为三焦失职不能通调水道下输膀胱的蓄水证，当用化气利水的五苓散主之。

胃中干，亦必小便不利，二者的鉴别，除一是脉静身凉，一是脉浮微热外，其"渴欲饮水"与"消渴"，病情亦自不同。

> **五苓散方**
>
> 猪苓十八铢（去皮） 泽泻一两六铢 白术十八铢 茯苓十八铢 桂枝半两（去皮）
>
> 上五味，捣为散，以白饮和服方寸匕，日三服，多饮暖水，汗出愈。如法将息。
>
> **方解：**茯苓、猪苓、泽泻均属淡渗之品，导水下行，尤重在白术助脾散水，桂枝通阳化气，使水内外分消。方后注"多饮暖水，汗出愈"，说明了本方是解表兼利水的方剂。
>
> **按：**"白饮"即米汤。

（旁注：原方注解）

（二）补叙五苓散的脉证

【原文】发汗已，脉浮数，烦渴者，五苓散主之。(72)

【解释】虽已经发汗，但脉仍浮而兼数，是表证未解，烦渴，是内有蓄水，故以五苓散主之。

汗后烦渴，有转属阳明的，脉或沉或转洪大有力，舌苔必黄燥，与蓄水之脉仍浮，舌不燥而润者不同。同时阳明病的口渴，饮水可暂解一时，小便影响不大；蓄水证之渴，饮后仍渴，小便必须不利。

（三）因蓄水而成水逆的证治

【原文】中风发热六七日，不解而烦，有表里证，渴欲饮水，水入则吐，名曰水逆，五苓散主之。（74）

【解释】中风本自汗出，此时若三焦决渎之官只外应皮毛，失其正常下输膀胱的作用，往往五六日后能形成蓄水证。水阻正津不布则渴；内水不消，外水即不能入，故水入即吐，此是蓄水证的重型，仍是五苓散的适应证。

本条与上条合看，说明蓄水证有随发汗而出现，有未经发汗而自然演变的两种情况。

（四）胃中停水与三焦蓄水的鉴别与治疗

【原文】伤寒汗出而渴者，五苓散主之；不渴者，茯苓甘草汤主之。（73）

【解释】伤寒汗出而渴，是水停三焦，正津不布；不渴，是水停胃中，胃中不缺水，故一用五苓散表里分消，一用茯苓甘草汤导水下行。

本证述证简略，当结合其他条文来看，茯苓甘草汤应心下悸，五苓散当少腹里急；同时茯苓甘草汤证不但不渴，而且恶水不能饮。

原方注解

茯苓甘草汤方

茯苓二两　桂枝二两（去皮）　甘草一两（炙）　生姜三两（切）

上四味，以水四升，煮取二升，去滓，分温三服。

方解：茯苓利水去心下结气，桂枝、甘草助心阳化水，生姜温胃散水。本方为水停胃中之专方。

（五）胃中停水的证因及膀胱停水的辨证

【原文】太阳病，小便利者，以饮水多，必心下悸；小便少者，必苦里急也。（127）

【解释】小便利者，一般不至于停水，但饮水太多，分消不及，或胃阳较衰，不能化水，亦能使水停于胃中，因水气凌心而心下悸；若小便少者，为水停于膀胱，往往会形成少腹里急的症状。

（六）小结

太阳为寒水之经，外主皮毛，内以膀胱为腑，赖三焦为枢转之道路，使津液外出皮毛而作汗，下输膀胱而为尿。三焦通于毫毛腠理，故太阳病如影响三焦决渎的作用时，能形成蓄水，而为五苓散证。

蓄水证由中风演变而成者，是因为中风不断汗出，气化被伤，能影响三焦下输水分于膀胱的功能而形成蓄水。由伤寒演变而成者，多发生于发汗以后。

蓄水证以小便不利、少腹里急、脉浮数、微热、消渴为主症，甚则水入即吐，形成水逆。若心下悸而不渴，则为水停胃中之茯苓甘草汤证。

二、蓄血证

（一）桃仁承气汤证的成因、症状和治疗

【原文】太阳病不解，热结膀胱，其人如狂，血自下，下者愈。其外不解者，尚未可攻，当先解其外，外解已，但少腹急结者，乃可攻之，宜桃核承气汤。（106）

【解释】太阳经脉络肾属膀胱，膀胱为胞之室，胞为血海，故太阳外证不解，能由经入腑，使热与血结，形成蓄血证。血结则血并于阴，不能养神，气不得入于阴而并于阳，则阳盛而狂。但本证是初结，故只是如狂，少腹只是拘急，尚未至硬满。

本证是热与血结，若血自下，则热随血去，即可自愈。若不下，必须用桃核承气汤攻之，但攻之应根据先表后里的原则，外证未解者，当先解外后攻里，以防外邪继续内陷。

桃核承气汤

桃仁五十个（去皮尖） 大黄四两 桂枝二两（去皮） 甘草二两（炙） 芒硝二两

上五味，以水七升，煮取二升半，去滓，纳芒硝，更上火微沸，下火。先食温服五合，日三服。当微利。

方解： 大黄苦寒，芒硝咸寒，荡实除热；桂枝辛温，桃仁辛润，逐血祛瘀；甘草甘缓，扶助正气。本方即调胃承气汤加桂枝、桃仁，二味善入血分，变涤热和胃而为行血祛瘀。

（二）抵当汤证

【原文】太阳病六七日，表证仍在，脉微而沉，反不结胸，其人发狂者，以热在下焦，少腹当硬满，小便自利者，下血乃愈。所以然者，以太阳随经，瘀热在里故也。抵当汤主之。（124）

【解释】太阳病表证仍在，脉不当微而沉，今脉微而沉，有热入里作结胸的可能，不结胸，是热未结于上焦而结于下焦，故少腹当硬满。但少腹硬满，有水结与血结的不同，一般水结者必小便不利，血结者必小便自利，此为辨证要点。

本证为血结下焦；除少腹硬满小便自利外，更常兼发狂，其病理与上条的如狂相同，只是程度严重些。

本条与上条比较，有病势轻重缓急的不同，上条是如狂，本条是发狂；上条少腹急结，本条少腹硬满；上条血或自下，本条不攻不下，故上条须先解外，本条表证虽在亦先攻里。

本条表证仍在，不先解表即与抵当汤攻之，其原因有三：①脉微而沉，已无向外之机。②其人发狂，病势已迫不及待。③血药为王，无伤气分之药，不致表邪内陷。

抵当汤方

水蛭（熬） 虻虫各三十个（去翅足，熬） 桃仁二十个（去皮尖） 大黄三两（酒洗）

上四味，以水五升，煮取三升，去滓，温服一升，不下，更服。

方解：水蛭、虻虫破血逐瘀，佐以桃仁祛瘀生新，大黄推陈致新。四味合用，能直达当攻的病所，以攻下蓄血，故名抵当汤。

（三）蓄血的辨证关键

【原文】太阳病，身黄，脉沉结，少腹硬，小便不利者，为无血也；小便自利，其人如狂者，血证谛①也，抵当汤主之。（125）

【词解】

①谛：确实的意思。

【解释】蓄血证，由于血行不畅，不荣于色，故身黄，热结于里，故脉沉结，血结在下焦，故少腹硬。

身黄少腹硬，亦有由于湿热结于膀胱者，但必小便不利，其人也不发狂，为茵陈蒿汤证；若小便自利，其人发狂，便是蓄血的抵当汤证。因此用抵当汤时，除少腹硬一证外，还必须小便自利，始可用之。

（四）抵当丸证

【原文】伤寒有热，少腹满，应小便不利，今反利者，为有血也。当下之，不可余药，宜抵当丸。（126）

【解释】伤寒有热，少腹满，小便自利，是下焦蓄血的特征，但未发狂，病势较缓，故改汤为丸。

不可余药，是说不可采用一般的活血祛瘀药物，因为病势虽然较缓，但不经攻逐，瘀血必不能去，所以必须用本方峻药缓攻。

抵当丸方

水蛭二十个（熬）　虻虫二十个（去翅足，熬）　桃仁二十五个（去皮尖）　大黄三两

上四味，捣分四丸，以水一升，煮一丸，取七合服之，晬时当下血。若不下者，更服。

（五）小结

太阳之邪，随经入腑，结于血分，叫太阳蓄血证。

蓄血证，血未坚结者，必少腹拘急；血已凝结者，必少腹硬满，但少腹硬满应与小便不利的蓄水证鉴别。

蓄血证，少腹拘急如狂者，用桃核承气汤；硬满发狂者，用抵当汤；不狂用抵当丸。其中或先解表，或表证仍在即攻里，或汤或丸，都是根据病情缓急来辨证施用。

第五节　太阳变证

一、变虚

（一）下后复汗，里虚表不和致冒

【原文】太阳病，先下而不愈，因复发汗，以此表里俱虚，其人因致冒[①]。冒家汗出自愈，所以然者，汗出表和故也。里未和，然后复下之。（93）

【词解】

①冒：自觉头目胀大，如物蒙蔽。

【解释】表兼里实，原则应先汗后下，若先下后汗，使里气先虚，表邪亦未必净尽，本条的"冒"，就是这样促成的。

"冒"是由于微邪怫郁在表，已虚的阳气，与之抗拒，邪正相持，正不胜邪，所以病人自觉头目昏冒，这种现象也就是战汗的轻型。若得阳复

而正胜邪却，则汗出而愈。

"里未和，然后复下之"，是说本证虽然已经用过下法，若下之未尽，可于汗出表和后，复与下法，以和其里，但病系已下未尽，故再下时，只能用调胃承气汤。

（二）下后复汗的内外俱虚证

【原文】下之后，复发汗，必振寒，脉微细，所以然者，以内外俱虚故也。（60）

【解释】本条是因先下以虚其内，复汗又虚其外而形成的表里俱虚证。表虚故振栗怕冷，里虚故脉微细。脉微而振寒，是少阴的脉证，为太阳误治而成，这说明太阳以少阴为根基，及二经相为表里的关系。

（三）内外俱虚的治法

【原文】发汗病不解，反恶寒者，虚故也，芍药甘草附子汤主之。（68）

【解释】病不解不是表证不解，因为表不解的，仍当恶寒，今日反恶寒，即非表不解，而是指身热已退，恶寒反增重说的，即上条内外俱虚的意思。

原方注解

芍药甘草附子汤方

芍药　甘草（炙）各三两　附子一枚（炮，去皮，破八片）

上三味，以水五升，煮取一升五合，去滓，分温三服。

方解：芍药补阴，附子补阳，甘草调补中州，和合阴阳。

（四）下后复汗，阳虚烦躁

【原文】下之后，复发汗，昼日烦躁不得眠，夜而安静。不呕不渴，无表证，脉沉微，身无大热者，干姜附子汤主之。（61）

【解释】卫气昼行于阳，夜行于阴，如果下后复汗使阳气虚，白天卫阳欲行外而力量不足，故烦躁；夜行于阴则相安无事，故安静，以干姜附子汤温补阳气，使阳气振作，即可痊愈。

本证的烦躁，以昼不得眠、夜而安静为特点，但必须与不呕不渴、无大热、脉沉微合看，因为呕渴而烦躁的，应考虑为热邪入里；身大热烦躁的，应考虑为太阳表证或阳明经证。今脉沉微，沉为在里，微为阳虚，且不呕不渴，故诊断为阳虚烦躁。

原方注解

干姜附子汤方

干姜一两　附子一枚（生用，去皮，切八片）

上二味，以水三升，煮取一升，去滓，顿服。

方解： 干姜守而不走，附子走而不守，使阳气健于中、达于外，药简效捷，为单刀直入的简捷小方。

（五）或汗或下，阴阳两虚烦躁

【原文】 发汗，若下之，病仍不解，烦躁者，茯苓四逆汤主之。（69）

【解释】 本条的烦躁，与上条不同，上条是白天烦躁，本条是昼夜俱烦躁。仅是昼日烦躁的，是阳虚外行勉强，昼夜烦躁的，除阳虚外，当卫气夜行于阴时，阴虚不耐阳扰，夜间亦烦躁，故本证为或汗或下后的阴阳俱虚证，因治以阴阳双补的茯苓四逆汤。

原方注解

茯苓四逆汤方

茯苓四两　人参一两　附子一枚（生用，去皮，破八片）甘草二两（炙）干姜一两半

上五味，以水五升，煮取三升，去滓，温服七合，日二服。

方解： 干姜、附子补阳，人参体阴用阳，补阴而不碍阳，茯苓安心神，甘草和缓，有调理阴阳的作用，故本方为补阳益阴剂。

（六）汗伤心阳

【原文】 发汗过多，其人又手自冒心，心下悸欲得按者，桂枝甘草汤主之。（64）

【解释】《内经》云："心部于表。"故发汗过多，能伤心阳使心无所主而动悸不安。心动悸的原因虽多，但叉手自按即得安者为虚悸，故以桂枝甘草汤主之。

桂枝甘草汤方

桂枝四两（去皮） 甘草二两（炙）

上二味，以水三升，煮取一升，去滓，顿服。

方解：桂枝助心阳，甘草建中气，辛甘化合，心阳恢复，动悸自止。

（七）汗伤心阳之重者能致耳聋，汗后应注意调摄

【原文】未持脉时，病人叉手自冒心，师因教试令咳，而不咳者，此必两耳聋无闻也，所以然者，以重发汗，虚故如此。发汗后，饮水多必喘，以水灌之亦喘。（75）

【解释】汗后叉手冒心，已说明为心阳受伤而心动悸，若再兼见两耳失聪，轰轰作响，听不到谈话的声音，则心悸的程度更为严重，此种变证，多由峻汗所致，治法可参考上条。

肺主皮毛，汗后毛孔开张肺气必虚，若饮水过多，或用水浇灌，如沐浴或向病人喷水退热等，亦能伤肺作喘，此即《内经》所谓"形寒饮冷则伤肺"。

（八）汗伤心阳，肾水上凌欲作奔豚

【原文】发汗后，其人脐下悸者，欲作奔豚①，茯苓桂枝甘草大枣汤主之。（65）

【词解】

①奔豚：病名，有气从少腹上冲心的症状。

【解释】汗后心阳不足，不能制水，肾水乘虚上逆，即成奔豚病。本条悸在脐下，是水气将动，欲作奔豚尚未发作的征象，故用茯苓桂枝甘草大枣汤以扶阳镇水，防其发作。

茯苓桂枝甘草大枣汤方

茯苓半斤　桂枝四两（去皮）　甘草二两（炙）　大枣十五枚（擘）

上四味，以甘澜水一斗，先煮茯苓，减二升，纳诸药，煮取三升，去滓，温服一升，日三服。

作甘澜水法：取水二斗，置大盆内，以杓扬之，水上有珠子五六千颗相逐，取用之。

方解： 桂枝、甘草壮心阳降逆气，茯苓镇水邪，大枣健脾以制水。本方不用白术，是因为白术长于散水，短于镇水，能散则与水气欲上凌者不宜，故不用。

（九）汗伤脾胃之阳，导致吐泻病变

【原文】发汗后，水药不得入口为逆；若更发汗，必吐下不止。（76上）

【解释】胃主纳，脾主运，故汗后水药不得入口，入口即吐，或吐泻不止，都是汗后中焦脾胃阳虚所致。

按： 水药不得入口，即29条吐逆者甘草干姜汤证；吐下不止，即重发汗的四逆汤证。

（十）汗后脾虚不运

【原文】发汗后，腹胀满者，厚朴生姜半夏甘草人参汤主之。（66）

【解释】腹胀满有虚实的不同，本证的腹胀满，出现于发汗以后，说明由于发汗阳气外泄，使脾气转虚运化失职所致，故治以补中行滞的厚朴生姜半夏甘草人参汤。

厚朴生姜半夏甘草人参汤方

厚朴半斤（炙，去皮）　生姜半斤（切）　半夏半升（洗）　甘草二两（炙）　人参一两

原方注解

上五味，以水一斗，煮取三升，去滓，温服一升，日三服。

方解：人参、甘草补脾，厚朴苦温能降，生姜辛温能散，半夏蠲饮利膈，开结气。故本方有补中行滞的作用，适用于脾不运而气滞者。

（十一）吐下伤脾阳而水饮内停

【原文】伤寒，若吐，若下后，心下逆满，气上冲胸，起则头眩，脉沉紧，发汗则动经①，身为振振摇者，茯苓桂枝白术甘草汤主之。（67）

【词解】

①动经：动摇经气的意思。

【解释】饮入于胃，赖脾气散精，始能水精四布。伤寒若吐若下使脾伤，以致水气不散，停聚心下而逆满，水饮凌而气上冲胸，阻碍清阳上升，故起则头眩，脉沉为水停里，脉紧为寒，亦为水饮内停之脉。本证应用苓桂术甘汤健脾行水，不可再发其汗，因为脾已不运，水谷入胃，不能化生精微，既不能淫气于筋，又不能淫精于脉，强发其汗则水精不给，必扰动其筋脉而出现振振动摇的变证。

茯苓桂枝白术甘草汤方

茯苓四两　桂枝三两（去皮）　白术　甘草（炙）各二两

上四味，以水六升，煮取三升，去滓，分温三服。

方解：白术健脾土，燥湿散水；桂枝、甘草通阳化气行水；茯苓淡渗利水。本方不但能治心下逆满等症，同时因白术助脾输精，桂枝能入心通脉，故发汗后身为振振摇者，亦能治之。

（十二）发汗后肾阳虚有水气。

【原文】太阳病，发汗，汗出不解，其人仍发热，心下悸，头眩，瞤动，振振欲擗地①者，真武汤主之。（82）

【词解】

①欲擗地：身不自主，摇摇欲倒的样子。

【解释】心悸、头眩、身瞤动，都是水气上凌的特征，此因发汗伤及肾阳，失去封藏的作用，不能制水所致，其发热为虚阳上泛，不能认为是太阳表证，故治以扶阳镇水的真武汤。

本条和上条都是阳虚水饮内动，但上条重在脾，本条重在肾，所以在治疗上本条温肾制水，上条健脾散水。从症状上看，上条是起则头眩，本条是起卧皆眩；上条的身为振振摇，是汗后经脉精气虚，本条的身瞤动、振振欲擗地，是由阳虚严重的头眩所影响。

（十三）下后里虚协热下利

【原文】太阳病，外证未除，而数下之，遂协热而利①，利下不止，心下痞硬，表里不解者，桂枝人参汤主之。（63）

【词解】

①协热而利：指表热与下利同时并见而言。

【解释】太阳病屡次攻下伤其脾胃，以致脾虚不摄，阴寒结聚而下利不止，心下痞硬，此时本当温补中焦，但因兼表证不解，故以桂枝人参汤表里两解。

桂枝人参汤方

桂枝四两（别切） 甘草四两（炙） 白术三两 人参三两 干姜三两

上五味，以水九升，先煮四味，取五升，纳桂，更煮取三升，去滓，温服一升，日再夜一服。

方解： 本方即人参汤加甘草至四两，再加桂枝组成，人参汤又名理中汤，理中汤理中焦，治痞与下利，桂枝和表，治太阳表证，是表里兼治的方剂。

原方注解

（十四）下利不止属于下焦的辨证

【原文】伤寒服汤药，下利不止，心下痞硬，服泻心汤已，复以他药

下之，利不止；医以理中与之，利益甚；理中者，理中焦，此利在下焦，赤石脂禹余粮汤主之；复不止者，当利其小便。（159）

【解释】伤寒服汤药后，引起下利不止，心下痞硬，根据上条所述的治法，凡协表热的，当治以桂枝人参汤，不协表热的，治以理中汤。但医者未用理中，反治以泻心汤，药不对证，故利不止痞不除。后又以他药泻下，下利仍不止，医如治以理中汤，药虽对证，但已迟一步，因为连续误下，已有下焦滑脱的可能，理中汤虽能消中焦之痞，却不能止下焦之利。故服药后利仍不止的，即可确诊为利在下焦，当以固涩大肠为主，用赤石脂禹余粮汤。如果服后仍下利不止，非药不对证，乃是清浊不分，水不归膀胱所致，可以利其小便。

本条的治疗经过比较曲折复杂，其中"服汤药""他药下之"是误治，"服泻心汤"是药不对证，至于"以理中与之"，是说痞虽治愈，但治下利已迟一步，其他如"赤石脂禹余粮汤主之""当利其小便"等，都是辨证求因，并非以药试病。

原方注解

赤石脂禹余粮汤方

赤石脂一斤（碎） 太一禹余粮一斤（碎）

上二味，以水六升，煮取二升，去滓，分温三服。

方解：赤石脂性温味酸，禹余粮性温味甘，二者都是石类药物，重坠之质，能直达下焦，收涩之性，能固肠止泻，适用于下焦滑脱、大肠不固的病人。

（十五）小结

凡太阳病未解，不先解表，反用吐下，或汗下倒施，都属误治。由于病人脏气的盛衰不同，故误治后的变证也不一致。有里虚兼表不和，在里气渐充后，郁冒汗出而解的；有里虚下利，心下痞硬兼表热未罢的桂枝人参汤证；有表里俱虚而脉微细振寒的；有阳虚昼日烦躁的干姜附子汤证；有阴阳俱虚而昼夜烦躁的茯苓四逆汤证；有伤心阳轻则心悸自冒心，重则耳聋的桂枝甘草汤证，甚则因肾水上凌，欲作奔豚的苓桂甘枣汤证；有伤脾阳轻则胀满，重则吐逆，甚至心下痞硬，吐利交作的；有因脾不散精而水饮内停的苓桂术甘汤证；有因伤肾阳而阳随水泛的真武汤证；有因连续攻下以致大肠滑脱的赤石脂禹余粮汤证；还有因汗后肺气大虚，形寒饮冷而致喘的。总之，应根据症状变化，随证施治。

二、变实

（一）汗后变虚变实的特点

【原文】发汗后，恶寒者，虚故也；不恶寒，但热者，实也，当和胃气，与调胃承气汤。（70）

【解释】由于体质不同，故同样治疗，能出现不同的结果。故发汗能伤阳导致恶寒的虚证，也能伤津导致化热化燥的实证。变实的病人，多素蕴内热，在辛温发汗后，表证虽解，内热转盛，故不恶寒反恶热。

恶寒的虚证，宜芍药甘草附子汤；不恶寒但热的实证，当轻泻里热，宜调胃承气汤。

（二）汗或下后热邪壅肺作喘的证治

【原文】发汗后，不可更行桂枝汤，汗出而喘，无大热者，可与麻黄杏仁甘草石膏汤。（63）

下后，不可更行桂枝汤，汗出而喘无大热者，可与麻黄杏仁甘草石膏汤。（162）

【解释】太阳病，表邪郁闭时也能作喘，但必与发热无汗兼见，汗出后喘即当止，本证是汗出而喘，身无大热，喘见于汗下以后，可知不是表证，故不能再用桂枝汤。

本证的汗出是里热外蒸，无大热是热已由表入里，喘是热壅于肺，故治以宣清肺热的麻杏甘石汤。

"不可更行桂枝汤"是倒装句法，应在"无大热者"句后，是说汗或下后欲解外者，本当用桂枝汤，但本证是热已入里，不可误认为表证仍在而再与桂枝汤。

麻黄杏仁甘草石膏汤方

麻黄四两（去节）　杏仁五十个（去皮尖）　甘草二两（炙）　石膏半斤（碎，绵裹）

上四味，以水七升，煮麻黄，减二升，去上沫，纳诸药，煮取二升，去滓，温服一升。

方解：石膏辛寒，清除肺热；杏仁苦降，下气平喘；麻黄入肺治喘，并能协同石膏将肺中郁热透发外出；甘草调和诸药。本方为麻黄汤去桂枝加石膏，变辛温解表为辛凉清透。

（三）桂枝证误下协热下利

【原文】太阳病，桂枝证，医反下之，利遂不止，脉促者，表未解也。喘而汗出者，葛根黄芩黄连汤主之。（34）

【解释】桂枝证应汗反下，热陷大肠，故利遂不止，同时由于表证未解，脉搏出现跳动极快，并居寸口的促脉，本证为协表热而下利，故治以清里兼解表的葛根芩连汤。

本证的辨证重点在喘而汗出，因为表实的喘，不当汗出，桂枝证有汗但不喘，今喘汗并见，可知是里热熏蒸所致，与麻杏甘石汤的汗出而喘道理是相同的，不过一是热在肺，一是热在大肠，肺与大肠相表里，故热陷大肠的，也能出现喘证。还应注意的是脉促，促脉为正气向外而力量不足，因此除用芩连清肠胃之热外，又用葛根解表升津。

葛根黄芩黄连汤方

葛根半斤　甘草二两（炙）　黄芩三两　黄连三两

上四味，以水八升，先煮葛根，减二升，纳诸药，煮取二升，去滓，分温再服。

方解：芩连苦寒厚肠清里热，甘草缓中和药性。本证表虽未解，但桂枝之辛温与里热不宜，故以甘凉升津的葛根代之。

（四）小结

太阳病治疗后变实者，或由于原已内有蕴热，因治不如法而内热转盛，或因表热内陷而成，故多呈身热不恶寒，与单纯恶寒的变虚证不同。

本节列举了三例，里热转盛蒸蒸发热者，轻泻里热，用调胃承气汤；热壅于肺，喘而汗出，表反无大热者，清透肺热，用麻杏甘石汤；热陷大肠，下利不止，兼脉促者，清里兼解表，用葛根芩连汤。

三、栀子豉汤证

（一）汗吐下后余热内扰胸膈的证治

【原文】发汗吐下后，虚烦不得眠，若剧者，必反复颠倒，心中懊恼①，栀子豉汤主之。若少气者，栀子甘草豉汤主之。若呕者，栀子生姜豉汤主之。（76 下）

【词解】

①懊恼：闷乱不安的感觉。

【解释】虚烦，为无形之热扰于胸中所致，是与有形之热相对而言，不是真虚，其特点是心下按之不硬。

虚烦多由汗吐下后，虚热内扰，影响神明，故心烦不眠。严重的，反复颠倒，心中懊恼。本证并非实邪，故不可下，应以清热除烦的栀子豉汤主治。

原方注解

栀子豉汤方

栀子十四个（擘） 香豉四合（绵裹）

上二味，以水四升，先煮栀子，得二升半，纳豉，煮取一升半，去滓，分为二服，温进一服（得吐者止后服）。

栀子甘草豉汤方

栀子十四个（擘） 甘草二两（炙） 香豉四合（绵裹）。

上三味，以水四升，先煮栀子、甘草，取二升半，纳豉，煮取一升半，去滓，分二服，温进一服（得吐者止后服）。

栀子生姜豉汤方

栀子十四个（擘）　生姜五两　香豉四合（绵裹）

上三味，以水四升，先煮栀子、生姜，取二升半，纳豉，煮取一升半，去滓，分二服，温进一服（得吐者止后服）。

方解： 栀子苦寒清热下行，兼利小便；香豉轻浮上行，透达表热，兼引水液上升。本方有清热除烦的作用，本非吐剂，但是极个别的病人，服药后，由于香豉的宣发作用，往往导致热邪乘势上逆，出现呕吐的症状，吐后热邪得以外越，症状即迅速消失，故方末有"得吐者止后服"之嘱。可见本方虽非吐剂，但究因热邪尚在胸中，且懊憹时已有欲吐不吐的感觉，故以热邪上越为迅即好转的趋势，故吐后即无须再服。反之，若不得吐，是邪势下行，初服之后，烦证犹在者，必须再进第二剂。

若病人自觉气息微弱的，为宗气不足，可加甘草以益气；若呕者是胃不和，加生姜以和胃。

（二）虚烦胸中窒的证治

【原文】发汗若下之，而烦热，胸中窒①者，栀子豉汤主之。（77）

【词解】

①窒：窒塞不通的感觉。

【解释】本条的病机和上条完全相同，只是病人觉得胸部烦热满闷，以至窒塞不通，病势较上条已为严重，但毕竟还是无形之热所致，所以仍用栀子豉汤主治。

（三）虚烦心中结痛的证治

【原文】伤寒五六日，大下之后，身热不去，心中结痛者，未欲解也，栀子豉汤主之。（78）

【解释】本条在栀子豉汤证中，是严重的。心中结痛，已类似于结胸证，但结胸是热与水结，必身无大热，且痛不可按。本条是身热未去，痛较轻微，说明尚未完全成实，热势犹恋于表，仍有欲解而不能解之势，所以不可攻下，仍以栀子豉汤主治。

（四）虚烦兼腹满的证治

【原文】伤寒下后，心烦腹满，卧起不安者，栀子厚朴汤主之。（79）

【解释】心烦一症，有因胃中有结滞，邪上乘心而致者，是承气汤证；有因热陷胸膈而致者，是栀子汤证。本条的心烦，出现在下后，说明是热邪内陷。腹满，是腑气壅实，为兼症，故仍当从栀子豉汤加减治疗。

"卧起不安"和"下后"是本条的辨证要点。如果下后不是卧起不安，只是微烦腹满，就可能是下之未尽，属于胃不和的小承气汤证。如果未下时而卧起不安，而不是出现在下后，又可能是有燥屎所致。因此，下后的卧起不安，实是反复颠倒的变词，便可确诊为栀子汤证。

栀子厚朴汤方

栀子十四个（擘）　厚朴四两（炙，去皮）　枳实四枚（水浸，炙令黄）

上三味，以水三升半。煮取一升半，去滓，分二服，温进一服（得吐者止后服）。

方解： 栀子除心烦，枳实、厚朴泄腹满。热得清则烦自除，气得行则满自解。本方即栀子豉汤去豆豉，小承气去大黄的复方。因下后大便不硬，故去大黄；邪已深入及腹，不宜宣透，故去豉。

原方注解

（五）虚烦兼中焦虚寒的证治

【原文】伤寒，医以丸药大下之，身热不去，微烦者，栀子干姜汤主之。（80）

【解释】身热不去，微烦，仍是热在胸而势恋于表，属于栀子豉汤证，但已经大下，即需照顾到里寒，故以栀子干姜汤主之。

本条和第78条都指出"身热不去"，也就是说"心中结痛"和"微烦"这两个症状，必须结合身热不去一症，才能确诊是热扰胸膈的栀子豉汤证，如果身热已去而心中结痛，就应考虑到结胸；身热不去没有微烦的，就要考虑是邪全在表，都不能盲目地用栀子豉汤。同时又可以体会到，凡是栀子豉汤的典型症状中，都必有身热不去一症，不过典型症状，易于辨认，就无须作为重点指出了。

原方注解

栀子干姜汤方

栀子十四个（擘） 干姜二两

上二味，以水三升半，煮取一升半，去滓，分二服，温进一服（得吐者止后服）。

方解： 本方仍用栀子清上焦之热为主，但由于下后里气虚寒者，与栀子的苦寒不宜，故又用干姜温中以辅之，同时里虚寒者，不宜与表散，故去豆豉。

（六）栀子汤的禁忌

【原文】凡用栀子汤，病人旧微溏者，不可与服之。（81）

【解释】栀子汤虽然善于清上焦之热，但味苦性寒，能伤脾胃，故凡素有腹泻的病人，说明中气虚寒，用本方时，即应慎重考虑。

"不可与服之"是说在本方的配伍与剂量上，应照顾到里虚里寒，不可原方与服，上条的栀子干姜汤，就是一例子。

（七）小结

栀子豉汤宣发透达，有清热除烦的作用。凡汗吐下后，余热未尽，扰于胸膈，烦乱不安，身热不去，热而不实，势犹连于表，既不可攻下，又不能发汗时，即用本方。

本方的加减法：少气加甘草，呕加生姜，腹满去豉加枳朴，里寒去豉加干姜。

本方有苦寒伤胃的作用，凡平素中气虚寒的病人，必须配伍妥当，方可使用。

四、结胸证

（一）结胸证治

1.结胸的成因

【原文】病发于阳，而反下之，热入因作结胸；病发于阴，而反下之，因作痞也。所以成结胸者，以下之太早故也。（131上）

【解释】发热恶寒为发于阳，应当发汗；无热恶寒为发于阴，应当温补，都不可用下法。如果病发于阳反用泻下药，则热入胸中，与水相结，即成结胸；病发于阴而反泻下，虽无外邪内陷，但必使胃阳受伤，浊邪上逆，形成心下满闷阻塞的痞证。

病发于阴，属虚寒性的病变，始终忌下；病发于阳，虽然是实热性病变，但必须表邪传里之后，方可泻下，因此条文中连提两个"反"字，并特别指出成结胸的原因，是下之太早的缘故。

本条仅是说明了痞和结胸的一般成因，其实结胸证虽多由误下所致，却也有因邪热自行传里形成的，但不管怎样，必须是热邪自外入内，则是一定的。至于痞的成因，更为复杂，不但发于阴误下能作痞，就是发于阳误下也能作痞，甚至不必误下，即催吐发汗，也同样能作痞。所以此条的重点，只是说明结胸的促成必须热入，一定是病发于阳。若病发于阴，则只能作痞，不可能成为结胸。

2.误下成结胸的主要脉证

【原文】问曰：病有结胸，有脏结，其状何如？答曰：按之痛，寸脉浮，关脉沉，名曰结胸也。（128）

【解释】结胸是热与水互结的实证，所以按之必痛，甚至痛不可近。同时，因里结成实而关脉沉，因下之太骤而相对之下，寸脉有浮象。所以凡结胸见寸浮关沉脉象的，都是误下所促成。

3. 病发于阳下早成结胸或发黄

【原文】太阳病，脉浮而动①，浮则为风，数则为热，动则为痛，数则为虚②，头痛发热，微盗汗③出，而反恶寒者，表未解也。医反下之，动数变迟，膈内拒痛，胃中空虚，客气④动膈，短气躁烦，心中懊恼，阳气内陷⑤，心下因硬，则为结胸，大陷胸汤主之。若不结胸，但头汗出，余处无汗，齐颈而还⑥，小便不利，身必发黄。（134）

【词解】

①动：脉搏数而跳突名动，为邪正相搏之脉，主惊主痛。

②数则为虚：与胃家实相对而言，不是真虚，即胃家不实的意思。

③盗汗：睡时汗出。

④客气：指外邪而言。

⑤阳气内陷：即131条热入之意。

⑥齐颈而还：即汗到颈部而止，颈以下无汗。

【解释】脉浮、头痛、发热、恶寒，很明显是太阳表证，脉浮中兼见动数，是有内传化热之象；数脉既表示里已化热，也说明尚未结实；动脉为邪正相搏；盗汗是里热渐盛；但其中恶寒一症，为表未解的特征，故虽内传化热，也应先解表，不可攻下。

如果下之太早，以致表热内陷，与胸膈痰水互结而成结胸证，因而动数的脉象变为迟滞有力，胸膈部位，疼痛拒按，并出现烦躁、懊恼、短气等症，当用大陷胸汤以逐痰水。

误下后的另一种转归，是热邪内陷以后，不与胸中痰水相结，却与内在的湿气相合，出现小便不利，周身无汗，致使湿热不能下出外达，只能上蒸于头，在颈以上汗出等现象，这是身必发黄的特征。

原方注解

大陷胸汤方

大黄六两（去皮） 芒硝一升 甘遂一钱匕

上三味，以水六升，先煮大黄，取二升，去滓，纳芒硝，煮一两沸，纳甘遂末，温服一升，得快利，止后服。

方解： 本方用甘遂荡痰逐水为君，芒硝除痰涤热为臣，大黄之推陈致新为使，三物合用，为泄热逐水之峻剂。

4. 自然演变的结胸证

【原文】伤寒六七日，结胸热实，脉沉而紧，心下痛，按之石硬者，大陷胸汤主之。（135）

【解释】结胸证也有不由于下早而自然演变的，因为胸膈是太阳之气出入的道路，正气可由此而出，邪气亦可由此而陷。本证的心下痛，按之石硬，是热与水结于里的症状，沉主里，紧主痛，也是结胸的脉象，故以大陷胸汤主之。

本条应注意"热实"二字，因为大陷胸汤是荡热去实的峻剂，必须兼见舌燥、小便赤等热实症状，始可用之，如果不具备这些症状，就不一定是实热结胸，大陷胸汤即不可轻用。

128条说结胸是"寸脉浮"，本条是"脉沉紧"，这是因为误下邪陷和自然演变，二者在前期的病机略有不同的缘故。

5. 结胸兼胃家实证

【原文】太阳病，重发汗而复下之，不大便五六日，舌上燥而渴，日晡所①小有潮热②，从心下至少腹，硬满而痛不可近者，大陷胸汤主之。（137）

【词解】

①日晡所：所是约略之意，日晡，指申酉二时，日晡所，是指申酉时前后而言。

②潮热：像潮水一般的定时发热。

【解释】不大便五六日，舌燥口渴，日晡潮热，似为阳明腑证，但阳明腑证，多腹中不痛，即有燥屎而痛，也不至于痛不可触近。本证疼痛的部位上连心下，下至少腹，硬满而痛不可触近，就不仅是胃家实，而是由于重发汗致胃燥复下之，使邪热内陷的大结胸兼胃家实证。本证是结胸证中之严重者，治疗时以结胸为急，故以大陷胸汤主之，同时方中的硝黄兼能攻阳明燥结，可以一方两面兼顾。

6. 大柴胡证与大陷胸证的鉴别

【原文】伤寒十余日，热结在里，复往来寒热者，与大柴胡汤。但结胸无大热者，此为水结在胸胁也。但头微汗出者，大陷胸汤主之。（136）

【解释】大柴胡汤和大陷胸汤都能攻里开结，但大柴胡汤证是心下拘急痞硬而不痛；大陷胸汤证是心下硬满，痛不可近。大柴胡汤证是热结，胸胁阳气尚可外通，而往来寒热。大陷胸汤证是水热俱结，阳气已不能外达，仅能上蒸于头，故头微汗出而外无大热。

7. 结胸证病势偏重于上部的证治

【原文】结胸者，项亦强，如柔痉①状，下之则和，宜大陷胸丸。（131）

【词解】

①柔痉：病名，有发热汗出、项背强直、俯仰不能自如等症状。

【解释】有的结胸证病人，感觉项部强急不舒，好似柔痉一般，这是热与痰水结聚胸中，阻碍津液的输布，致使筋脉得不到濡润而不和的缘故，不可当作柔痉来治疗，只要攻下其水热，则病邪去，而津液得以通畅输布，项部自然柔和。

本条特点是结胸偏于上部，治上部当以峻药缓攻，故不用汤用丸（丸之量少），与前几条略有不同。

原方注解

大陷胸丸方

大黄半斤　葶苈子半升（熬）　芒硝半升　杏仁半升（去皮尖，熬黑）。

上四味，捣筛二味，纳杏仁、芒硝，合研如脂，和散，取如弹丸一枚，别捣甘遂末一钱匕，白蜜二合，水二升，煮取一升，温顿服之，一宿乃下，如不下更服。取下为效，禁如药法。

方解： 本方即大陷胸汤加葶苈、杏仁、白蜜，力量不弱于大陷胸汤，因病势偏于上，致肺气不能输布，故用杏仁利肺气，葶苈泻水。又恐诸药下行甚速，故用甘缓的白蜜，使药逗留于上部，缓缓而下，此为峻药缓攻法。

8. 结胸禁下脉

【原文】结胸证，其脉浮大者，不可下，下之则死。（132）

【解释】结胸是水热互结的里实证，寸脉虽然可能见浮，关脉却一定沉，或三部俱沉而紧。如果三部脉都浮而兼大，即不可攻下，因为浮大为正气大虚，已有正气将脱之势，攻下则正气不支，更速其死。

9. 结胸的死证

【原文】结胸证悉具，烦躁者亦死。（133）

【解释】烦躁一症，若见于结胸初期者，属于病邪侵扰，治疗后邪去正安，烦躁即自止；若见于结胸末期者，多是正不胜邪，阴阳离决，属于死证。

"结胸证悉具"系指典型的结胸病说的。本条与134条都有烦躁症，但出现的早晚不同，虚实各异，故134条可治，本证必死。

10. 小结胸的证治

【原文】小结胸病，正在心下，按之则痛，脉浮滑者，小陷胸汤主之。（138）

【解释】小结胸和大结胸的病理基本是一致的，只是病情轻微。从部位上看，大结胸上连胸，下连少腹；小结胸只局限于心下。从痛的程度上看，大结胸痛不可按，不按亦痛；小结胸是按之始痛，不按不痛。从脉象上看，大结胸是寸浮关沉，或三部俱沉紧；小结胸是浮而兼滑。从病理上分析大结胸是热与水结；小结胸是热与痰结。故治小结胸，不用泄热逐水的峻剂，只用清热开痰的小陷胸汤。

小陷胸汤方

黄连一两　半夏半升（洗）　瓜蒌实大者一枚

上三味，以水六升，先煮瓜蒌，取三升，去滓，纳诸药，煮取二升，去滓，分温三服。

方解：黄连寒能清热，半夏辛能开结，瓜蒌实甘寒滑利，能使痰气下降，本方与大陷胸汤相比更为缓和轻微。

11. 热被水劫，湿热内郁与寒实结胸的证治

【原文】病在阳，应以汗解之，反以冷水潠之，若灌之，其热被劫不得去，弥更益烦，肉上粟起，意欲饮水，反不渴者，服文蛤散。若不瘥者，与五苓散。寒实结胸，无热证者，与三物小陷胸汤，白散亦可服。（141）

按："陷胸汤""亦可服"六字疑为衍文。

【解释】病在阳，就当发汗使热从外解，若以冷水喷洒浇灌，必表热不去，内湿更郁，因而出现一系列的变证。肉上粟起，表气更闭，内热更郁，因有弥更益烦及意欲饮水反不渴的症状，说明是热中夹湿，故以清热利湿的文蛤散主治。

服文蛤散后，则湿热清，而阳气外达，皮粟即应自解，若皮粟仍不解，是文蛤散清里有余，外达不足，可再服利湿兼能解表的五苓散。

形成文蛤散证的内因，主要是平素内蕴湿热，故在表热被劫后湿热更郁。又有平素湿重无热者，于冷水噀灌而肉上粟起后，内湿更不得泄越，因结聚于里而形成寒实结胸证。寒实结胸虽亦能硬痛，但无烦渴、苔黄等热证，故不应寒下而当温下，白散是适应的方剂。

原方注解

三物白散方

桔梗三分　巴豆一分（去皮心，熬黑，研如脂）　贝母三分

上三味，为散，纳巴豆，更于白中杵之，以白饮和服，强人半钱匕，羸者减之。病在膈上必吐，在膈下必利，不利进热粥一杯。利过不止，进冷粥一杯。身热皮粟不解，欲引衣自覆；若以水潠之洗之，益令热劫不得出，当汗而不汗则烦，假令汗出已，腹中痛，与芍药三两如上法。

方解：巴豆辛热是开寒结逐水饮的峻药。贝母润肺，降痰解郁。桔梗开提肺气，载药上行，使药在上部发挥作用。巴豆得热则利，得冷则止，所以不利时饮热粥，利不止饮冷粥，同时用粥也寓有照顾脾胃的意义。

12. 小结

太阳为寒水之经，以胸膈为出入的道路，故凡邪在肤表，攻下太早，或虽未误下而表邪逐渐内迫，能使阳热与痰水互结而成结胸证。

结胸证属实热，不过在程度上有轻重的不同，在症状上有偏上偏下的区别，因此在治法上就有大小陷胸汤丸等方剂。轻者局限于心下，用小陷

胸汤；重点在心下石硬，或下连少腹者，用大陷胸汤；重而偏上者，用大陷胸丸。

另外又有寒湿内结而无热证者，多由内湿素重，表热被劫不得宣泄而成，宜白散温下，虽然也是实证，但在病理上与前者有寒热之别。

（二）结胸与脏结辨证

1. 脏结的脉证和结胸鉴别

【原文】何谓脏结？答曰：如结胸状，饮食如故，时时下利，寸脉浮，关脉小细沉紧，名曰脏结。舌上白苔滑者，难治。（129）

【解释】脏结，是泛指一切内部脏器因虚寒而气血凝滞的病变。在症状上也能出现像结胸证那样的硬满疼痛，或上连脑、下连少腹等现象。但不同的是：结胸为阳性病变，多大便秘结，舌燥渴，脉寸浮关沉而有力；脏结是阴性病变，多时时下利，舌苔白而滑润，脉象虽寸脉亦可能浮，但关脉必现虚寒的小细沉紧；在饮食方面，结胸不能食，脏结病人素即食欲不佳，但病后还可少进，与平素变化不大，即所谓"饮食如故"。以上是结胸与脏结的鉴别。总之脏结为正气大衰，阴寒极盛，是比较难于治疗的一种病变。但这里所谓"难治"，是指全部脏结证及与结胸对比而言，不是指的"舌上白苔滑者"，因脏结是属虚属寒，舌苔多白滑。

2. 脏结的特点和治疗禁忌

【原文】脏结无阳证[①]，不往来寒热，其人反静，舌上苔滑者，不可攻也。（130）

【词解】

①阳证：指苔燥、口渴、便秘、懊恼等症状而言。

【解释】脏结是阴寒凝滞，病人多安静和舌上苔滑，没有往来寒热、躁扰不安等阳热症状，故在治疗时，不可因其结而用苦寒攻下。

其人反静，不仅说明不是阳性病变，也反映出阳气衰竭，无力挣扎，病情已极严重。

不可攻，也是指全部脏结证而言，言外之意，当用温运之法。

3. 新邪结合宿疾的脏结死证

【原文】病胁下素有痞①，连在脐旁，痛引少腹入阴筋②者，此名脏结，死。（167）

【词解】

①痞：指腹中硬块，如癥瘕积聚之类。

②阴筋：指睾丸系。

【解释】病人胸胁下部平素就有结聚的痞块，说明阳气素虚，气血已有凝滞现象。感受外邪后，则阴凝的程度与范围有所扩大，以至痞块连及脐旁，痛引少腹阴筋，此为阴寒太盛阳气阻绝的脏结死证。

4. 小结

脏结的症状和结胸有些相似，也有疼痛或上在胸，或下在腹，但无阳证，舌苔白滑、其人反静或时时下利等症状，脉象虽也能寸浮关沉，但沉中必小细而紧。

在病理方面：结胸属实，或热实，或寒实，而脏结属寒虚，故在治法上结胸应下，治疗较易，脏结应温，且多死证。

五、痞证

（一）痞

1. 气痞

（1）气痞的成因和症状

【原文】脉浮而紧而复下之，紧反入里则作痞，按之自濡①，但气痞耳。（151）

【词解】

①濡：与软字同，古字通用。

【解释】紧反入里，即下后脉搏的紧象已去，正气已不能抗邪于表，反被抑于里，是即气痞的成因。

气痞的症状，病人自觉心下满闷痞塞，但中虚无物，故按之软而不硬。

（2）气痞的治法

【原文】心下痞，按之濡，其脉关上浮者，大黄黄连泻心汤主之。（154）

【解释】表邪误下后，太阳之气，已不能抗拒于肤表，故见不到紧的脉象。但阳气被郁遏于胃部，仍微向上冲逆，故关上脉浮。病人自觉心下痞塞满闷，按之软而不硬，此均说明本证属无形之气，不是有形之滞，故以大黄黄连泻心汤泻热消痞。

原方注解

大黄黄连泻心汤方

大黄二两　黄连一两

上二味，以麻沸汤二升渍之，须臾绞去滓，分温再服。

方解： 大黄、黄连，都有苦寒清热的作用，本方用麻沸汤渍而不用煮，是取其气味俱薄，专入气分，而不至泄下的意思。麻沸汤，即热汤。

（3）气痞兼阳虚的治法

【原文】心下痞，而复恶寒汗出者，附子泻心汤主之。（155）

【解释】本条和上条病机相同，但兼见恶寒汗出的症状，此为阳虚不能卫外所致，故于泻心汤中加辛温的附子以扶阳。

恶寒而兼发热者，属表未解，当先解表，若无热而恶寒汗出的是阳虚，当兼顾阳气。

原方注解

附子泻心汤方

大黄二两　黄连一两　黄芩一两　附子一枚（炮，去皮，破，别煮取汁）

上四味，切三味，以麻沸汤二升渍之，须臾绞去滓，纳附子汁，分温再服。

方解： 大黄、黄连、黄芩泻痞，附子助阳，是寒热并用、邪正兼顾的方剂。应注意的是方中三黄用渍，附子另行煎煮，使其气味厚薄不同，达到分走内外、补泻兼施的作用。

（4）气痞兼表证者，先解表后攻痞

【原文】伤寒大下后，复发汗，心下痞，恶寒者，表未解也。不可攻痞，

当先解表，表解乃可攻痞。解表宜桂枝汤，攻痞宜大黄黄连泻心汤。（164）

【解释】《内经》说："从外之内者，先治其外，后治其内。"本证是误治后痞兼表证，当先解表后治痞。若不先解表，径攻其痞，不但表不解，反使痞益甚。

2. 痞硬

（1）柴胡证误下，有柴胡证仍在或结胸或致痞硬的不同

【原文】伤寒五六日，呕而发热者，柴胡汤证具，而以他药下之，柴胡证仍在者，复与柴胡汤。此虽已下之不为逆，必蒸蒸而振，却发热汗出而解。若心下满而硬痛者，此为结胸也，大陷胸汤主之。但满而不痛者，此为痞，柴胡不中与之，宜半夏泻心汤。（149）

【解释】伤寒五六日，邪有内传之势，呕是涉及半里，发热是仍连于表，此为小柴胡汤的适应证。若误下后，柴胡证仍在，是正气未因误下而内陷，故仍与柴胡汤，以枢转阳气外出，但阳已受挫，外达无力，故服汤后必先出现蒸蒸而振的正邪斗争现象，然后才能汗出而解。

如果误下后柴胡证罢，说明阳气已无外出之机，又有出现结胸和痞的可能。它们之间的鉴别点是：柴胡证胁下痞硬，结胸和痞是心下痞硬（大柴胡证虽也有心下痞硬的，但必与呕而发热并见）。结胸为热与水结，故心下石硬，按之痛或痛不可近，当治以大陷胸汤；痞硬为脾不升胃不降所致，故硬度较差，满而不痛，治宜半夏泻心汤。

原方注解

半夏泻心汤方

半夏半升（洗） 黄芩 干姜 人参 甘草（炙）各三两 黄连一两 大枣十二枚（擘）

上七味，以水一斗，煮取六升，去滓，再煎取三升，温服一升，日三服。一方用半夏一升。

方解： 半夏、干姜辛能散结；黄芩、黄连，苦能燥湿，诸药合用有辛开苦降的作用。参、草、大枣，补益脾胃，使脾胃健运，痞硬自除。

《金匮要略·呕吐哕篇》说："呕而肠鸣心下痞者，半夏泻心

汤主之。"可见升降失常，中焦痞塞嘈杂饱满的病人，不论吐利
与否，俱宜此方。

（2）痞硬兼胃不和的证治

【原文】伤寒汗出，解之后，胃中不和，心下痞硬，干噫①食臭②，胁
下有水气，腹中雷鸣下利者，生姜泻心汤主之。（157）

【词解】

①噫：与嗳通用，干噫，就是嗳气。

②食臭：伤食的气味。

【解释】心下痞硬，干噫食臭，是由于发汗后胃气呆滞，不能运化，
水谷停留所致，腹中雷鸣下利，也是因水谷不能泌别，下趋大肠的缘故，
所以于泄痞法中，兼以和胃散水。

生姜泻心汤方

生姜四两（切）　甘草三两（炙）　人参三两　干姜一两　黄
芩三两　半夏半升（洗）　黄连一两　大枣十二枚（擘）

上八味，以水一斗，煮取六升去滓，再煎取三升，温服一
升，日三服。

附子泻心汤，本云：加附子。半夏泻心汤、甘草泻心汤，同
体别名耳。生姜泻心汤，本云：理中人参黄芩汤，去桂枝、术，
加黄连，并泻肝法。

方解：本方即半夏泻心汤减干姜二两，加生姜四两而成，所
以也有消痞止呕利的作用。但加入生姜为君，散水和胃的力量更
大，因为已加生姜，故略减干姜的份量，使寒热不致偏胜。

（3）痞硬呕利急迫的证治

【原文】伤寒中风，医反下之，其人下利，日数十行，谷不化①，腹
中雷鸣，心下痞硬而满，干呕心烦不得安。医见心下痞，谓病不尽，复下
之，其痞益甚。此非热结，但以胃中虚②，客气上逆③，故使硬也，甘草泻

心汤主之。（158）

【词解】

①谷不化：食物未经消化即泻出，叫谷不化，同时也是形容下利急迫。

②胃中虚：与胃家实相对而言，即胃家不实的意思。

③客气上逆：胃气因虚而上逆。

【解释】心下痞硬、呕而肠鸣本是半夏泻心汤证，但下利竟日数十行，甚至谷食都不及消化，且干呕的程度，竟至心烦不得安，这说明不仅胃虚而且气逆，半夏泻心汤已不能面面俱到，故于半夏泻心汤中，加重甘草的剂量为君，以缓其急迫。

本证的心下硬满急迫，是由于下后胃虚气逆所致，极易误认为实证，所以条文中特别指出"此非热结""复下之，其痞益甚"等语，示人注意。

原方注解

甘草泻心汤方

甘草四两（炙） 黄芩三两 干姜三两 半夏半升（洗） 大枣十二枚（擘） 黄连一两

上六味，以水一斗，煮取六升，去滓，再煎取三升，温服一升，日三服。

方解：本方即半夏泻心汤中加甘草一两为君，目的在于补中缓急。

按：《金匮要略·狐惑篇》《千金方》《外台秘要》《伤寒总病论》《医垒元戎》及《本论》林亿按语中，本方都有人参，因本证是由于胃虚所致，人参自不当去，疑为传抄脱落。

（4）痞硬兼嗳气的证治

【原文】伤寒发汗，若吐，若下，解后，心下痞硬，噫气不除者，旋覆代赭汤主之。（161）

【解释】本条的特点是噫气不除。噫气不除，不仅说明噫气的症状连续不断，也表示心下痞硬并不因噫气而减轻。本证心下痞硬的原因，是由于汗、吐、下后胃不健运，以致痰饮停聚，胃气不得下降而成，故用降逆祛痰兼能补中的旋覆代赭汤主治。本条的噫气和生姜泻心汤证干噫食臭之鉴别，主要在于有无食臭。

旋覆代赭汤方

旋覆花三两　人参二两　生姜五两　代赭一两　甘草三两（炙）　半夏半升（洗）　大枣十二枚（擘）

上七味，以水一斗，煮取六升，去滓，再煎取三升，温服一升，日三服。

方解： 旋覆花、半夏，都能消痰开结，与重坠之代赭石合用，更有降逆气的作用。生姜散饮和胃，参、草、大枣补益胃气，本方也是从生姜泻心汤中去干姜、芩、连，加旋覆花、代赭而成为降气除痰消痞的方剂。

（二）兼证之痞

1. 蓄水致痞

【原文】本以下之，故心下痞，与泻心汤，痞不解，其人渴而口燥烦，小便不利者，五苓散主之。一方云：忍之一日乃愈。（156）

【解释】本证是因下伤脾，以致脾不散精，而水气停蓄，故下则小便不利，上则口燥烦渴。影响胃气不降，郁结痞塞，故心下痞。

本条的痞，虽也由下后促成，但有口燥渴、小便不利等症状，与泻心汤的痞证不同，故服泻心汤无效，应治以化气利水的五苓散。

"与泻心汤痞不解"，是假设之辞，应作夹注看。"忍之一日乃愈"，意思是说：停水轻的病人，如果能坚持不饮或少饮，使水气由小便逐渐下行，胃气得舒，亦可不药自愈。

2. 胁下停饮牵引致痞

【原文】太阳中风，下利呕逆，表解者，乃可攻之。其漐漐汗出，发作有时，头痛，心下痞硬满，引胁下痛，干呕短气，汗出不恶寒者，此表解里未和也，十枣汤主之。（152）

【解释】本条首先提出"太阳中风"是表证,"下利呕逆"为里有水饮,说明本证是素有水饮为外邪引起发作,故进而指出本证的治疗顺序应该是"表解者,乃可攻之",这是总冒。"其人漐漐汗出"以下,补述了具体症状和辨证。

在症状上,胁下痛,是本证的主症。是因水饮结聚胁下所致。心下痞硬满,只是因胁下牵引所致。同时水饮结聚胁下,影响胃气的升降,则呕利,上攻则头痛,上逆则干呕,阻碍气息的升降则短气,这都是诊断要点。总之,本证以水饮为主症,故当以十枣汤逐胁下水饮为主,不必治痞,水饮去则痞自消。

在辨证上,本证与太阳中风都是漐漐汗出,但本证是发作有时,与中风证的持续发作不同,这是水结少阳部位的特征,发作有时,也是往来寒热的变型。同时表证不解有头痛,水饮上攻也能头痛,但表证恶寒,本证不恶寒,是二者的辨证关键。

另外,心下痞硬一般都不痛,本证按之则痛,但痛觉部位在胁下,这足以说明胁下水饮是本病的主症。

十枣汤方

芫花(熬) 甘遂 大戟

上三味,等份。分别捣为散,以水一升半,先煮大枣肥者十枚,取八合,去滓,纳药末。强人服一钱匕,羸人服半钱,温服之,平旦服。若下少病不除者,明日更服,加半钱,得快下利后,糜粥自养。

方解:甘遂、大戟、芫花,都是攻决水饮的峻药,且具有毒性,合而用之,力量更大。但三者俱与甘草相反,故易以大枣,以护脾而保津。

(三)坏证之痞

1.阳竭阴凝致痞

【原文】太阳病,医发汗,遂发热恶寒。因复下之,以下痞,表里俱

虚，阴阳气并竭①，无阳则阴独②。复加烧针，因胸烦，面色青黄，肤𥆧者难治，今色微黄，手足温者，易愈。（153）

【词解】

①阴阳气并竭：即阴阳俱衰的意思。

②无阳则阴独：李荫岚说："阳者阴之使，无阳则阴为死阴。"即无阳则浊阴凝聚而不能运化的意思。

【解释】太阳病发汗后，发热恶寒的程度转重，这是汗不如法，阴阳俱虚，而表仍未解的缘故。复下之以致心下痞，是里气亦伤。汗下并施，故表里阴阳俱虚。阳虚则阴津凝滞而不运化，停聚心下，即成痞硬，此时当以扶正为急，若不扶正而治以烧针，则虚不胜火，阴被伤而火不布，因而胸烦。其重者脾肾两伤，出现黄中带黑之青黄色，及肌肤失养而𥆧动，手足不温而冷等症者为难治；轻者仅脾色外现，手足尚温，为阳犹有根，较易愈。

按：本条下之后烧针胸烦，当用桂枝甘草龙骨牡蛎汤。

2. 阳竭阴凝致痞，久而成痿

【原文】伤寒吐下后，发汗，虚烦，脉甚微，八九日，心下痞硬，胁下痛，气上冲咽喉，眩冒，经脉动惕者，久而成痿。（160）

【解释】本条也是"无阳则阴独"的坏证之痞。吐下后再发汗，致使表里俱虚，"阴阳气并竭""脉甚微"说明阳气虚极，阳虚不能运化，既不能淫精于脉，又不能淫气于筋，使不用之精微，反停滞于心下，变成病态，故八九日后出现心下痞硬，并牵连胁下作痛。心下痞硬，阻碍了阴阳的升降，清不升则眩冒，浊不降反上逆，则觉气上冲咽喉。不能淫精于筋，筋失所养，则颤掉𥆧动；这就是要成痿的预兆。

本条和 67 条相似而虚实的程度不同，67 条心下逆满是脾伤不能散精而水饮内停，本条心下痞硬是阳衰而精微不运。67 条脉沉紧，以水饮为主，本条脉甚微以阳虚为主。67 条是吐下后，本条是吐下后又发汗，对比起来本证较 67 条严重，故有成痿的预测。

（四）小结

痞证，是心下满闷痞塞的一种症状，在临床上有时当作主症治疗，有时作为兼症。

五泻心汤和旋覆代赭汤，都是治痞证的专方，这六个方剂中，可以分为两大类，望之有形，按之无物的为气痞，用大黄黄连泻心汤主治，兼见恶寒汗出加附子、黄芩，名附子泻心汤。按之硬的，用半夏泻心汤；吐利急迫的，用甘草泻心汤；干噫食臭的，用生姜泻心汤；不兼吐利而噫气不除的，用旋覆代赭汤，这是作为主症治疗之痞。

如由于蓄水而致的，当用五苓散化气利水，由胁下停饮牵引而成的，用十枣汤攻逐水饮，这是兼症之痞，各治其主症，痞即随之而消失。又有阳伤而阴不运化之痞，则是坏证，严重者有成痿的可能。

痞的成因，气痞都是误下而成，其余者多成于或汗或下以后。而坏证之痞则是汗、吐、下兼施正气大伤所致。此说明，不论中风伤寒治疗不当都能作痞，并且可以知道"病发于阴而反下之因作痞"，只是衬托结胸的成因必发于阳的一种句法，而痞的成因，则不论发于阴发于阳，误治后都有作痞的可能。

六、火逆证

（一）阴虚火劫能导致下血

【原文】太阳病，以火熏之，不得汗，其人必躁，到经不解，必圊血，名为火邪。（114）

【解释】火熏虽然不是正当的发汗法，但一般也能达到出汗的目的。如果火熏而汗不出，这是病人平素阴虚津液不足的缘故。阴虚被火，火热内逼，则阴必更伤，水不上济，所以断定"其人必躁"。

人身阴阳，本有自行恢复调整的功能，如至六七日阴气渐复，躁亦能自行消失，若躁仍不解，则必是伤及阴络，已入血分，故预测其后必便血。便血是由于误火所致，故名曰火邪。

（二）阳盛被火，能迫血上行

【原文】脉浮，热甚，而反灸之，此为实，实以虚治，因火而动，必咽燥吐血。（115）

【解释】灸法属于一种温补法，适用于虚寒证，不适于实热病。脉浮热甚，是阳盛的实证，如果误用灸法，就叫实实，必更伤阴助热，迫血妄行，导致咽干吐血的变证。

上条病人素即阴虚，故用火法后偏重在伤阴，变证为下血；此条为素即阳热盛，灸后偏重在助热，变证为吐血，其病理机转当从"不得汗"和"脉浮热甚"上体会。

（三）脉象不同，灸后变证也不同

【原文】微数之脉，慎不可灸，因火为邪，则为烦逆，追虚逐实①，血散脉中②，火气虽微，内攻有力，焦骨伤筋③，血难复也。脉浮，宜以汗解。用火灸之，邪无从出，因火而盛，病从腰以下，必重而痹，名火逆也。欲自解者，必当先烦，烦乃有汗而解。何以知之？脉浮，故知汗出解。（116）

【词解】

①追虚逐实：本来阴虚，灸后更伤其阴，叫追虚；本来有热，灸后更助其热，叫逐实。

②血散脉中：血行失常的意思。

③焦骨伤筋：筋骨失其濡养的意思。

【解释】脉微为虚，数为热，见此脉者为虚热，不可灸，如误灸则必伤阴助热，出现烦乱不安的症状。严重的还能使血行失常，筋骨失养，成为难以恢复的坏证。

脉浮为病在表，应当发汗，若用火灸，则表邪不能外解，火气反向内攻，使血气不安，被迫向上冲逆，以致下肢得不到濡养，故从腰以下，感觉重着麻痹。

见微数脉和浮脉的病，虽然同样禁灸，但脉微数者病较严重，所以灸后能出现"血难复也"的不良后果，而浮脉还有自汗而解的可能，其欲自汗而解的先兆是：病人先感到烦闷，随之脉象也转为浮数，就是阳气已升达胸中，将自汗出而解。

（四）熨背大汗导致伤津胃燥及自愈的机转

【原文】太阳病二日，反躁，凡熨其背，而大汗出，大热入胃。胃中水竭，躁烦必发谵语。十余日，振栗自下利者，此为欲解也。故其汗从腰以下不得汗，欲小便不得，反呕，欲失溲^①，足下恶风，大便硬，小便当数，而反不数及不多。大便已，头卓然而痛^②，其人足心必热，谷气下流故也。（110）

【词解】

①溲：指小便。

②头卓然而痛：突然头痛。

【解释】 太阳病二日，邪在肤表，不当有里证，现竟出现躁扰不安的症状，显然是平素津液不足，病后阴津不能上济所致。凡阴津不足的人，都忌火攻，忌大汗，医者不知，反误用熨背法，迫使大汗出，以致火热入胃，胃中更燥，因而出现一系列水亏火盛的病变。躁烦，是水亏火盛，水不上承，火不下交。胃络上通于心，胃燥而不和，影响心神，故谵语。不仅如此，同时还因阳被火迫而浮于上，出现仅腰以上汗出，腰以下无汗及呕吐，因阴被劫而亏于下，出现欲小便，又不得小便；及阳不下交，失于固摄，有时又小便失禁；阳不温煦下肢，而足下恶风，胃中水竭，而大便硬等。一般说大便硬的，小便当频数，但本证是津液枯竭，所以大便虽硬，而小便既不数，又不多。

这一系列的变证，完全是因阴不济阳，上下不交所致。本病的机转，全待津液恢复，阴来济阳。故在十余日后，如果津液恢复，阴阳相交，必出现振栗自下利的现象，同时大便以后，病人必觉得头部突然疼痛，足心也有发热的感觉。此种下利，是阴气来复，头痛、足热是谷气下流，为病将好转的现象。

振栗下利而解，是阴气恢复；振栗战汗而解，是阳气振作，对比说明阴阳在人体的作用。

"故其汗从腰以下不得汗"到"及不多"是补述熨背后的症状，应作夹注看。

（五）火劫的变证，及其预后

【原文】 太阳病中风，以火劫发汗。邪风被火热，血气流溢，失其常度。两阳相熏灼，其身发黄，阳盛则欲衄，阴虚小便难。阴阳俱虚竭^①，身体则枯燥，但头汗出，齐颈而还，腹满微喘，口干咽烂，或不大便。久则谵语，甚者至哕，手足躁扰，捻衣摸床。小便利者，其人可治。（111）

【词解】

①阴阳俱虚竭：指表里津液俱虚而言。

【解释】太阳中风，风为阳邪，火劫发汗，火亦属阳，两阳相合，故邪热更盛，阴液更虚。发黄、欲衄、小便难、身体枯燥等，都是阳盛阴虚，气血两伤所致。尤其是热蒸于上，津液仅能上达头部而汗出，颈以下无汗及口干咽烂更是热灼阴虚的特征。同时又因里热炽盛而腹满微喘。胃中乏津而不大便，影响神明而谵语，甚至胃气败绝，出现哕逆，或神志昏迷、手足躁动、捻衣摸床等症状。总而言之，津液耗损越严重，邪热就越炽盛，症状就越剧烈，预后就越不良。本病以阴气能否恢复决定预后，故条文说："小便利者，其人可治。"

（六）表证津亏者不可用火法

【原文】形作伤寒，其脉不弦紧而弱，弱者必渴，被火必谵语。弱者发热脉浮，解之，当汗出愈。（113）

【解释】"形作伤寒"，指发热恶寒症状而言，但伤寒脉当紧，若不紧而弱，是因津液不足，所以说"弱者必渴"。脉弱津亏者，若反用火劫，则津液更伤，必胃不和而谵语。

"弱者发热脉浮，解之，当汗出愈"的意思是说：津亏脉弱口渴，表证不解，虽不可用火法，但仍当汗出，其病才可解除。

（七）火劫亡阳惊狂的证治

【原文】伤寒脉浮，医以火迫劫之，亡阳必惊狂，卧起不安者，桂枝去芍药加蜀漆牡蛎龙骨救逆汤主之。（112）

【解释】脉浮为病机向外，服药发汗，是由内向外，因势利导，一般不致出现变证。若用火劫夺其汗，由外向内逼迫，出于勉强，极易变成坏证。

本条的惊狂卧起不安，就是因火气劫迫，神明不能安守而浮越于外的表现。

本论所指的亡阳有三种：①亡卫阳，病人必恶寒汗出，当温经固表，如桂枝加附子汤。②亡肾阳，病人必厥脉微细，或筋惕肉瞤，或吐利交作，当温肾固阳，如真武四逆辈。③亡心阳，本条即是。

桂枝去芍药加蜀漆牡蛎龙骨救逆汤

桂枝三两（去皮） 甘草二两（炙） 生姜三两（切） 大枣十二枚（擘） 牡蛎五两（熬） 蜀漆三两（洗，去腥） 龙骨四两

上七味，以水一斗二升，先煮蜀漆，减二升，纳诸药，煮取三升，去滓，温服一升。本云：桂枝汤，今去芍药，加蜀漆、牡蛎、龙骨。

方解： 桂枝、甘草助心阳，龙牡收敛浮越之神气，姜、枣资助中焦兼调荣卫，同时本证的惊狂不安，必有痰火结聚，因加蜀漆以去胸中邪热结气，又因芍药偏于助阴，于亡阳不宜，故去之。

（八）火逆烦躁的证治

【原文】火逆，下之，因烧针，烦躁者，桂枝甘草龙骨牡蛎汤主之。（118）

【解释】本条火逆证的治疗经过，是先下之后烧针。凡是火逆证多出现吐衄惊狂等症，而本条只是烦躁，这是因为先经泻下，里气必虚，又用烧针，虽不是正当疗法，但对于里虚来说，弊害还不太大，所以出现的变证，也显得轻些。

桂枝甘草龙骨牡蛎汤方

桂枝一两（去皮） 甘草二两（炙） 牡蛎二两（熬） 龙骨二两

上四味，以水五升，煮取二升半，去滓，温服八合，日三服。

方解： 本方即桂枝去芍药加蜀漆龙骨牡蛎救逆汤去姜、枣、蜀漆而成，因未惊狂，故不用蜀漆，也未迫使汗出，故不用滋补中焦的姜、枣。

（九）烧针发汗诱发奔豚的证治

【原文】烧针令其汗，针处被寒，核起而赤者，必发奔豚，气从少腹上冲心者，灸其核上各一壮，与桂枝加桂汤，更加桂二两也。（117）

【解释】烧针发汗有两个缺点，一是病人易受惊恐，心气因惊而虚；一是防护不周，针处易受风寒侵袭。故烧针后，若使风寒从针孔深入，能引动下焦的肾气上凌，出现作止无常的奔豚证。病人自觉气从少腹上冲心，当于红肿的核上各灸一壮，以断其外寒内入之路，并能消散肿核，再用桂枝加桂汤，降其冲逆。

桂枝加桂汤

桂枝五两（去皮）　芍药三两　生姜三两（切）　甘草二两（炙）　大枣十二枚（擘）

上五味，以水七升，煮取三升，去滓，温服一升。本云：桂枝汤，今加桂满五两。所以加桂者，以能泄奔豚气也。

方解：本方即桂枝汤加重桂枝的剂量，桂枝能助心阳制肾水，故本方不但能治奔豚气，亦兼有调荣卫的作用。

原方注解

（十）总结太阳伤寒加温针的后果

【原文】太阳伤寒者，加温针，必惊也。（119）

【解释】太阳伤寒，以发汗为正法，若误用温针，表邪不泄，火气内攻，必致心神浮越，发生惊狂的变证。

（十一）小结

火逆证，是指使用艾灸、烧针、熏、熨等疗法后，所诱发的变证或坏证。火法虽也具有发汗散寒的作用，但却有伤阴助热的缺点，用之即会出现迫血上行而衄血、吐血，迫血下行而便血；或气血被劫上逆；从腰以下重而痹；或气血耗伤而身体枯燥，口干咽烂；或焦骨伤筋，致成痿废；或劫夺心神而烦躁，甚则惊狂；或引动肾水凌心，发作奔豚等变证和坏证。

因此除虚寒证外，凡属热证，不论实热虚热，都在禁用之列。

第六节　温病、风湿、停痰

一、温病的脉症和误治的变证

【原文】太阳病，发热而渴，不恶寒者，为温病；若发汗已，身灼热者，名风温①。风温为病，脉阴阳俱浮，自汗出，身重，多眠睡，鼻息必鼾，语言难出。若被下者，小便不利，直视失溲；若被火者，微发黄色，剧则如惊痫，时瘈疭②，若火熏之。一逆尚引日③，再逆促命期。（6）

【词解】

①风温：指温病误治后的变证，与温病学说中的风温意义不同。

②瘈疭：痉挛抽搐。

③引日：还能延长几天的意思。

【解释】温病初起，也有发热、脉浮、头项痛等症状，故也称太阳病。但温病和中风伤寒不同，风寒最喜伤人之阳，初起必恶寒；温热最喜伤人之阴，初起多不恶寒，即便恶寒，也必轻微短暂，这是不同点之一。另一方面，伤寒中风初起不渴，必须入里化热以后才渴；温病初起即渴，这是不同点之二。就治疗而言，伤寒和中风，皆为寒邪，宜用辛温发汗。温病为热邪，多系津亏有热，只宜辛凉解表，大忌辛温发汗，误用之必致热重阴伤，变成风温，这是不同点之二。

温病误治成风温后，温热邪气，已充斥于表里三焦，故脉阴阳俱浮，热盛迫津外泄，故汗自出；热伤气，故身重，热盛神昏，故多眠睡；热壅肺窍，故鼻息必鼾，机窍不灵，故语言不清晰。

风温的治疗，应避免伤阴和助热，故忌泻下，忌火攻。如果误下，则阴液更虚，肾关不约，必致水源不足，小便不多而失禁，阴精不能上注于目，致目睛不灵活而直视。如果误用火攻，则邪热更炽，两阳相熏灼，而出现身黄；严重的则抽搐痉挛，身黄转成为像火熏一样的黄黯。

温病的治法，当以辛凉剂为主，本论中虽也有这类方剂，但总嫌不足，后世对此有很大的发展，因此还必须学习温病学，才能全面掌握。

二、风湿的证治

【原文】伤寒八九日，风湿相搏，身体疼烦，不能自转侧，不呕不渴，脉浮虚而涩者，桂枝附子汤主之。若其人大便硬[①]，小便自利者，去桂加白术汤主之。（174）

【词解】

①大便硬：是与溏泻对比而言，即大便正常。

【解释】风湿和狭义的伤寒不同，两者的区别是：①伤寒以寒为主，只是身痛；风湿以湿为主，不但身痛而且身重，甚至不能自己转侧。②伤寒脉浮紧，风湿因湿气阻滞，荣卫滞涩，脉多浮虚而涩。③伤寒初起，只有表证，一般是二便正常；风湿多由外湿引起内湿，有小便不利，大便反快（微溏）的现象。

本条提出的两个方剂，都是温经祛湿的，运用时要根据大小便的情形选用。如大便溏而不硬，小便不利的，用桂枝附子汤，温经祛湿，兼化气利小便以行内湿。若小便自利，大便不溏的，就不用桂枝通阳化气，加专于走表去湿痹死肌的白术主治。

桂枝附子汤方

桂枝四两（去皮）　附子三枚（炮，去皮，破）　生姜三两（切）　大枣十二枚（擘）　甘草二两（炙）

上五味，以水六升，煮取二升，去滓，分温三服。

去桂加白术汤方

附子三枚（炮，去皮，破）　白术四两　生姜三两（切）　甘草二两（炙）　大枣十二枚（擘）

上五味，以水六升，煮取二升，去滓，分温三服。初一服，其人身如痹，半日许复服之，三服都尽，其人如冒状，勿怪。此以附子、术，并走皮内，逐水气未得除，故使之耳，法当加桂四两。此本一方二法：以大便硬，小便自利，去桂也；以大便不硬，

原
方
注
解

小便不利，当加桂。附子三枚恐多也，虚弱家及产妇，宜减服之。

方解：附子辛热，温经去湿，桂枝不但走表，且能通阳化气，以利小便，使内湿外湿，一并清除。姜、枣、甘草，取其调和荣卫。至于白术能助太阴转输，长于走表去湿，故小便自利，大便不溏不需利小便时用之。

三、风湿流注关节的证治

【原文】风湿相搏，骨节疼烦，掣痛①不得屈伸，近之则痛剧，汗出短气，小便不利，恶风不欲去衣，或身微肿者，甘草附子汤主之。（175）

【词解】

①掣痛：四肢伸展不利，抽掣作痛。

【解释】骨节疼烦，不仅掣痛不能屈伸自如，而且不敢触近，此为风湿已经流注关节之征，里湿阻碍气机的升降，因此短气；影响了三焦的气化，因此小便不利。表阳已虚，不能卫外为固，故汗出恶风，本证若湿重者还能致周身微肿。

上条风湿仅在肤表，除小便不利外，并无严重的里证；本条竟至于短气，并且湿邪已经流注关节，有顽固难于急攻之势，故用甘草附子汤，以甘草为君，使诸药缓缓发挥作用。

甘草附子汤

甘草二两（炙） 附子二枚（炮，去皮，破） 白术二两 桂枝四两（去皮）

上四味，以水六升，煮取三升，去滓，温服一升，日三服。初服得微汗则解，能食汗止复烦者，将服五合，恐一升多者，宜服六七合为始。

方解：本证表里之湿俱重，故桂枝、白术并用。但因邪已深入关节，如驱之太急，风气易去，湿气反不能尽除，故以甘草为君，使猛烈的药物缓缓发挥作用。

四、胸中停痰的证治

【原文】病如桂枝证，头不痛，项不强，寸脉微浮，胸中痞硬，气上冲喉咽，不得息者，此为胸有寒也。当吐之，宜瓜蒂散。（166）

【词解】

①不得息：呼吸困难。

②寒：指痰饮之类而言。

【解释】本证是寒痰停聚于胸中，由于痰涎结聚，因而胸中有痞塞满闷的感觉；因痰涎妨碍了气息的升降，而气上冲咽喉，以致呼吸困难；邪壅上部，故寸脉现浮。胸中痞硬，气上冲喉，咽不得息，是本证的辨证关键。同时，病邪妨碍了荣卫的循行，故又有发热、恶寒、汗出等类似桂枝证的症状，但头不痛、项不强，且兼有里证，此又与桂枝证不同。

本证的"寸脉浮，气上冲喉咽"等症，都是病机向上的趋势，按治疗规律，在上者应因而越之，故采用瓜蒂散吐之。

原方注解

瓜蒂散方

瓜蒂一分（熬黄） 赤小豆一分

上二味，各别捣筛，为散已，合治之，取一钱匕。以香豉一合，用热汤七合，煮作稀糜，去滓，取汁和散，温顿服之。不吐者，少少加，得快吐乃止。诸亡血虚家，不可与瓜蒂散。

方解：瓜蒂苦寒，赤小豆味酸，二味合用，有酸苦涌泄之功，豆豉轻清宣泄，也能加强催吐的作用。

总结：热邪伤阴，故温病以不恶寒而渴为特点，治宜辛凉解表或育阴清热。湿性重着，故以不能自转侧，骨节痛烦掣痛为特点，治宜温阳祛湿。

停痰虽然类似伤寒，其实属于杂病，特征为胸中痞硬，气上冲咽喉，寸脉微浮，当用瓜蒂散吐之。

通过以上几条，可以看出：①六经的辨证不但适用于中风伤寒，也适用于一切外感六淫，并且可以认识到，外感伤人，一般都从太阳开始。②书名《伤寒杂病论》，故其八纲八法，不但适用于外感，也适用于一切杂病。

第二章　阳明病

阳明为五脏六腑之海，十二经脉之长，为两阳合明，是阳气最盛的一经。在正常情况下，赖这种阳气来腐熟水谷，营养全身。一旦受邪，便容易化燥化热，成为里实里热的病变。

足阳明经脉，起于鼻，旁约太阳之脉，下循鼻外，上入齿中，挟口环唇，循耳前，上额。其支者，由大迎前下人迎，循喉咙，入缺盆，下膈属胃络脾。其直者，从缺盆下向乳内，下挟脐，入气街中。其支者，起于胃口，下循腹里，至气街，合行至下肢。

手阳明经脉，起于食指之端，向上循臂至肩，入缺盆，络肺下膈属大肠。其支者，从缺盆上沿颈部贯颊，入下齿中，还出挟口交人中，上挟鼻孔。

阳明主里主腹，其腑为胃与大肠，在内发挥作用，故阳明为合。腹上连胸，旁连胁，其外主之肌肉，又与太阳之皮毛相连，因此阳明病，除本经原发病外，又能从太阳或少阳传入。

太阴与阳明相表里，阳明主燥，但阳明之燥必须太阴之湿以济之。燥湿互济，无有偏盛，始为平人。若燥气太过，即为阳明病；若湿气太过，即为太阴病。

阳明病，有脉洪大、大热大渴等里热症状的，叫作经证；有脉沉实、腹满便硬等里实症状的，叫作腑证。经证宜清，腑证宜下，故治阳明病有清下二法。

阳明居中主土，万物所归，病至阳明，成实之后即不复传。若失治，则死于竭阴。

第一节　阳明病纲要

一、阳明病的提纲

【原文】阳明之为病，胃家实是也。（180）

【解释】胃家，包括胃、大肠、小肠在内。胃家实，是指邪气盛则实而言，如宿食燥粪与邪热结聚在肠胃之中，都叫胃家实。

二、阳明外证提纲

【原文】问曰：阳明病外证云何？答曰：身热、汗自出、不恶寒、反恶热也。（182）

【解释】胃家实是里证，但里证必反应于外，故又提出阳明外证的提纲。

阳明病的身热、汗自出，为里热外蒸，是蒸蒸发热，近之即感其热。不像太阳中风的翕翕发热，扪之始感其热。尤其是不恶寒反恶热一症，更说明邪不在表，而为里热已甚。故身热、汗自出、不恶寒、反恶热，为阳明病的特征。

三、原发的阳明病，开始可能有轻微短暂的恶寒

【原文】问曰：病有得之一日，不发热而恶寒者，何也？答曰：虽得之一日，恶寒将自罢，即自汗出而恶热也。（183）

【解释】续发的阳明病，多由他经传变，或误治而转属，必经过一段相当的时间。原发的阳明病，则多系里热素盛，一经感受外邪，迅即入里化热，出现身热、汗自出、不恶寒、反恶热的症状。

原发的阳明病，外邪也是从皮毛而入，故初起也能有轻微的恶寒。不过时间极为短暂，且无头项强痛，和太阳病不同。

四、承上条说明恶寒自罢的道理

【原文】问曰：恶寒何故自罢？答曰：阳明居中主土也，万物所归，无所复传，始虽恶寒，二日自止，此为阳明病也。（184）

【解释】阳明为盛阳，化热最速，所以原发的阳明病，其恶寒不久即自罢。

阳明主里，故称居中主土。凡外邪都是由表入里，既入里而盛于里后，即已到尽头，故病至阳明，则发热不恶寒，无所复传。

五、原发阳明病的脉象

【原文】伤寒三日，阳明脉大。（186）

【解释】阳明是多气多血之经，阳气最盛，故受邪后的脉象，也按之充盈，脉形阔大。

原发的阳明病，一般是始虽恶寒，二日自止，三日脉大；但由他经转属的阳明病，不但日数不可拘，并且也不一定见大脉。

六、胃家实的三种类型及其来源

【原文】问曰：病有太阳阳明，有正阳阳明，有少阳阳明，何谓也？答曰：太阳阳明者，脾约①是也；正阳阳明者，胃家实是也；少阳阳明者，发汗利小便已，胃中燥烦实，大便难是也。（179）

【词解】

①脾约：脾阴穷约，不能发挥散精的作用。

【解释】胃家实的成因有三：①因津液素亏，于太阳发病后，津液迅即消耗，以致脾阴不足，因而大便不行，此为太阳阳明，亦名脾约。②胃家本有宿食燥热，又与外感之热相合，出现腹满痛、潮热、谵语等症，此为正阳阳明，叫作胃家实（此胃家实与提纲之胃家实对比，是狭义的）。③津液并非素亏，而是由于发汗、利小便等，劫夺津液，以致胃燥而排便困难，此为少阳阳明，也叫大便难。以上三种类型，以正阳阳明为最重，少阳阳明为最轻。

脾约大便难，虽与正阳阳明不同，但也是胃家实，不过脾约大便难，因热邪不重，又无燥屎宿食等，故虽多日不大便，亦无所苦，这是和正阳阳明的不同点。

少阳阳明，一本作微阳阳明，其是根据不同类型而创立的名词。并不是必须少阳之邪传入阳明，才叫少阳阳明。

七、大便难的成因

【原文】问曰：何缘得阳明病？答曰：太阳病，若发汗，若下，若利小便，此亡津液，胃中干燥，因转属阳明，不更衣①内实，大便难者，此名阳明也。（181）

【词解】

①不更衣：古人入厕必更衣，不更衣即指不大便。

【解释】此即少阳阳明。不大便，是由于汗下、利小便等治法，使津液耗损所致。本病有小便渐少，津液能还入肠中大便自行的；有欲大便，而滞涩难出的，当用导法；有兼微烦谵语的，当用调胃承气汤或小承气汤和之。

八、正阳阳明，由太阳转属者

【原文】本太阳病，初得病时，发其汗，汗先出不彻，因转属阳明也。伤寒发热无汗，呕不能食，而反汗出濈濈然①者，是转属阳明也。（185）

【词解】

①濈濈然：不断地汗出。

【解释】病由太阳转属阳明，有两种可能：一是虽然经过治疗，但发汗不彻，表邪未尽，逐渐入里化热；一是未经治疗，入里化热。

太阳病未经治疗而转属阳明，有其先期特征：即发热无汗，而同时呕不能食，说明表邪已向胃部进迫；若再由无汗转为濈然汗出，就是病已离开太阳，正式转入阳明了。

九、伤寒转属阳明的特征

【原文】伤寒转系阳明者，其人濈然微汗出也。（188）

【解释】伤寒本无汗，若由无汗转为濈然微汗出，同时又不恶寒反恶热，说明汗出是里热外蒸所致，为病已转入阳明。

十、太阴转属阳明

【原文】伤寒脉浮而缓，手足自温者，是为系在太阴。太阴者，身当发黄，若小便自利者，不能发黄，至七八日，大便硬者，为阳明病也。（187）

【解释】伤寒脉当浮紧，现在是浮缓，浮是表邪，缓是脾脉。脾主湿，从脉象分析，说明本病是太阳表邪兼有太阴里湿，故脉象不紧而缓。太阴主四肢，脾阳不足，故手足不热而温。是病在太阳，已现太阴不足，故曰系在太阴。

太阴主湿，表热向太阴发展，热与湿合，应当湿热郁蒸而发黄。但是否发黄的关键，决定于内湿是否有出路，如小便不利，则湿无出路而内停，必然发黄；如小便利，为阳明燥气有权，湿气不能停留，故在七八日后，湿去热盛，亦能大便转硬而为阳明病。

从本条可以看出，阳明病的成因，决定于阳明燥气的程度如何，小便利与不利，就是识别燥气的关键。同时也说明了太阴阳明相表里和阳明为万物所归的道理。

论中浮缓的脉象已三见，但有区别。如桂枝汤之浮缓是弛缓，是与紧张对看；大青龙汤之浮缓是迁缓，是与流利对看；本条之浮缓是怠缓，是与数脉对看。

总结：阳明病是胃家实，其外症是身热、汗自出、不恶寒、反恶热。阳明病有原发的，有从他经转属的。原发的，始虽恶寒，二日自止，三日脉大，过程最速。转属的，有由太阳未经治疗，或虽治疗而发汗不彻，使热内传的；有治疗伤津，阳明转燥而成的；有伤寒系在太阴，小便自利，湿去热盛而成的。

由于阳明的来路不同，里实、里热、里燥的程度也不同，故总的可分三种类型：①热入与宿食粪便相结，里实里热，腹满潮热者，为正阳阳明；②津液素亏，脾又不摄津，小便自利，大便停滞者，为太阳阳明；③治疗伤津，大便难者，为少阳阳明。

第二节　阳明病治法

一、清法

（一）栀子豉汤证

1. 阳明里热未实偏于上焦的证治

【原文】阳明病，脉浮而紧，咽燥口苦，腹满而喘，发热汗出，不恶寒，反恶热，身重。若发汗则躁，必愦愦[1]发谵语；若加温针，必怵惕[2]，烦躁不得眠；若下之则胃中空虚，客气动膈，心中懊憹。舌上苔者，栀子豉汤主之。（221）

【词解】

①愦愦：心中烦乱不安。

②怵惕：精神不稳，惊恐的样子。

【解释】发热，汗出，不恶寒，反恶热，说明病已离开太阳转入阳明。腹满也是阳明的见症。阳明外主肌肉，其脉循喉咙入口环唇，故身重口苦咽干，也都是内热外连肌肉，上蒸口咽的特征。喘是由于腹满，吸气不能下达所致。脉浮而紧，紧实有力，为已将入里结实，但犹兼浮，是热仍连于表，若再见舌上有黄中兼白苔，就说明了本证是外兼表热，里未大实的病变，故以清热透表的栀子豉汤主治。

从以上的症状中，可以看出本证的热势弥漫于内外，由经入腑，尚未定型，故只可用清里宣透的治法，若单发其表汗，则津更伤热更炽，故出现愦愦谵语的现象，温针则扰神助热，故出现怵惕烦躁，下之则胃中不实而外热内扰，故出现心中懊憹等症。

脉浮而紧，在太阳由于皮毛敛束，是浮而紧张，应发汗。若与腹满口苦咽干并见，为里热渐盛，是浮而紧实，应当清解。

本条若下之，出现客气动膈，心中懊憹等变证，亦可用栀子豉汤救治，病理见下条。

2. 阳明下早，热留胸膈的证治

【原文】阳明病，下之，其外有热，手足温，不结胸，心中懊憹，饥不能食，但头汗出者，栀子豉汤主之。（228）

【解释】上条说明经证连腑的，当以栀子豉汤主治，不可用下法。本条又进一步说即便经病连腑者误用下法，如热虽内陷，而仍连于表，轻者，仍当用栀子豉汤治疗。

心中懊憹饥不能食，是下后虚热内扰，胃中空虚，客气动膈所致。外有热，是热仍连于表。误下里气受挫，故手足不热而温，胸膈之热，郁而上蒸，故头汗出。不结胸，说明病至阳明，已渐从燥化，故虽经误下，也不至热与水结而成结胸。这和太阳寒水之经，误下后的变证有所不同。

本条的阳明病，即指上条的症状而言。

（二）白虎加人参汤证及禁忌。

1. 阳明热而不实盛于中焦的证治

【原文】若渴欲饮水，口干舌燥者，白虎加人参汤主之。（222）

【解释】本条的"若"字是承接221条而来。就是说脉浮而紧实有力，腹满而喘，发热汗出，不恶寒，反恶热，身重等症。不是舌苔黄白，而是口干舌燥，同时口苦咽干，已发展至渴欲饮水的，为邪盛中焦，热盛津伤，当以白虎加人参汤清之。

原方注解

白虎加人参汤方

知母六两　石膏一斤（碎）　甘草二两（炙）　人参二两　粳米六合

上五味，以水一斗，煮米熟，汤成，去滓，温服一升，日三服。

方解：石膏辛寒，知母苦寒，清肺胃之热；人参生津，甘草、粳米，固护胃气。方名白虎，取金气清肃的意思。

---

2. 大汗伤津化热的证治

【原文】服桂枝汤，大汗出后，大烦渴不解，脉洪大者，白虎加人参

汤主之。（26）

【解释】洪大是阳明经证的脉象，大烦渴是阳明燥热的症状，说明服桂枝汤大汗之后，伤津化热，已转入阳明，故用白虎汤清阳明之热，并加人参以生津止渴。

第25条脉洪大，与桂枝汤如前法，本条脉洪大却用白虎加人参汤。两者不但在症状上有烦渴、不烦渴，恶寒、恶热之不同，并且在脉象上有一则洪大无力，来盛去衰，一则洪大有力，滔滔满指的区别，病机不同，所以治法也不同。

3. 吐下后伤津化燥的证治

【原文】伤寒若吐若下后，七八日不解，热结在里，表里俱热。时时恶风，大渴，舌上干燥而烦，欲饮水数升者，白虎加人参汤主之。（168）

【解释】本证是伤寒吐下伤津，表热内陷，热结于里所致。从大渴、舌上干燥而烦、欲饮水数升等症状来看，里热已到很严重的程度，故用白虎加人参汤清之。

"时时恶风"，是有时恶风，有时不恶，程度极为轻微，是热结于里，阳气失于卫外所致，不同于表不解之恶风，如再结合大渴欲饮水数升，则两者的区别更为明显。

4. 表热入里而盛于里的证治

【原文】伤寒无大热，口燥渴，心烦，背微恶寒者，白虎加人参汤主之。（169）

【解释】本条和上条略有不同，上条是表里俱热，本条是外无大热，且有背微寒的感觉，这就更容易误诊为表未解。但口燥渴、心烦，说明里热已重，无大热并不等于无热，而是大热入里。背微恶寒，也是因热结在里，阳气不能外出于背所致，故仍治以白虎加人参汤。

通过以上两条说明，辨证施治必须掌握整体，若把每一个症状孤立起来，便容易造成诊断上的错误。

5. 白虎加人参汤的主症和禁忌

【原文】伤寒脉浮，发热无汗，其表不解者，不可与白虎汤。渴欲饮

水，无表证者，白虎加人参汤主之。（170）

【解释】渴欲饮水，是白虎加人参汤的主症，但白虎汤能清热不能解表，故必须表解之后乃可用之。若表不解而误与白虎，使热不能从肌肉透出，反易因寒凉药物下入大肠，而出现寒中滑泻等变证。

如何认识表证解与未解呢？如果脉只是浮，没有洪数滑大的现象，体表虽然热，却不出汗，或虽然出汗而持续恶风恶寒，就是表未解。反之，若浮而洪滑，无汗转为有汗，为表证已解。

口干舌燥，渴欲饮水，是阳明里热的特征，不但在脉滑，汗出，不恶寒反恶热的情况下，可以使用白虎汤，就是在时时恶风，背微恶寒的疑似症状中，甚至到热深厥深的阶段，也可以根据这一特征，放手使用白虎汤。

（三）猪苓汤证及禁忌

1. 阳明热在下焦，移热膀胱，膀胱蓄水的证治

【原文】若脉浮发热，渴欲饮水，小便不利者，猪苓汤主之。（223）

【解释】本条的若字，也是接221条而来。阳明经脉，挟脐两旁行于腹里，所以阳明里热，又能熏蒸膀胱而成蓄水证。

脉浮发热，渴欲饮水，很像白虎加人参汤证，但白虎加人参汤证以口干舌燥为主症，严重的能舌上燥裂，对小便的影响不大。猪苓汤以小便不利为主症，虽然也有渴欲饮水，但干燥的程度，绝没有白虎加人参汤证严重，二者不难区别。

本证与五苓散证同是脉浮发热，渴欲饮水，小便不利，故二者必须鉴别。五苓散证是三焦失职，必兼表证，少腹不一定满，系热邪在表，小便必清，脉浮而弱，因正津不布，饮不解渴，病属于太阳；猪苓汤证是膀胱有热，水停膀胱，少腹必满，系邪热在里，小便必赤涩，脉浮而有力，渴欲饮水，饮可暂解一时，病属于阳明。所以五苓散以白术、桂枝温阳化气，助脾转输为主，猪苓汤以阿胶、滑石，滋阴清热，通利下窍为主。

猪苓汤方

猪苓（去皮） 茯苓 泽泻 阿胶 滑石（碎）各一两

上五味，以水四升，先煮四味，取二升，去滓，纳阿胶烊消，温服七合，日三服。

方解：茯苓猪苓泽泻，淡渗利水，滑石利窍清热，阿胶滋阴润燥。本方虽以利水为主，但是加入阿胶，有利水而不伤阴的优点。

2.猪苓汤的禁忌

【原文】阳明病，汗出多而渴者，不可与猪苓汤。以汗多胃中燥，猪苓汤复利其小便故也。（224）

【解释】猪苓汤的作用是利下窍，主要症状是小便不利，渴欲饮水。但是小便不利，渴欲饮水的，不一定都是因膀胱蓄水，下窍不利。也有因胃中津液干燥而致的，其鉴别法，当从汗出的多少来辨证。因为汗出太多的，津液外亡，体内津液缺乏，也能出现渴和小便不利，这不是蓄水，猪苓汤内有渗利药物，故禁用。

（四）小结

阳明病是实热病，凡热与有形的积滞，结聚肠胃以内的，称为腑证，当用下法。未与有形的积滞相结，热势弥漫内外，有烦渴、汗出身热、身重，甚至口苦、咽干、小便赤涩、喘满等症状的，为经证，当用清法。

经证以大热大渴的白虎汤证为典型，未至大热大渴，病势偏上连表的，当于清热之中兼以宣发，用栀子豉汤。若热偏下焦，影响下窍不利，膀胱蓄水，又当从小便中引热下出，宜猪苓汤。

二、下法

（一）调胃承气汤证

1.实热在胃心烦者，用调胃承气汤

【原文】阳明病，不吐不下，心烦者，可与调胃承气汤。（207）

【解释】心烦，有因虚热内扰胸膈者，多由吐、下后邪热内陷而成，属栀子豉汤证。如欲吐不吐，欲泻不泻，而心烦者，为实热在胃，当用调胃承气汤主治。

原方注解

调胃承气汤方

甘草二两（炙）　芒硝半斤　大黄四两（清酒洗）

上三味，切，以水三升，煮二物至一升，去滓，纳芒硝，更上微火一二沸，温顿服之，以调胃气。

2. 汗后不恶寒但热，用调胃承气汤

【原文】太阳病三日，发汗不解，蒸蒸发热①者，属胃也，调胃承气汤主之。（248）

【词解】

①蒸蒸发热：热势由内向外，近之即热。

【解释】太阳病，发汗后，热不退，反蒸蒸发热。此属里热，不是表热，即70条所谓"不恶寒，但热者，实也"。但发病仅三日，又未至大燥大实，故只以调胃承气汤轻泄里热。

按：三日即蒸蒸发热，是其人素蕴内热，由辛温发汗而促成阳明病，实际此等病人，即使不发汗，也必迅速传入阳明。至于蒸蒸发热的治疗，当从脉的洪大与沉实，选用白虎或承气。

3. 吐后胃燥胀满，与调胃承气汤

【原文】伤寒吐后，腹胀满者，与调胃承气汤。（249）

【解释】本证的吐后腹胀满，是病人平素阳盛，吐伤津液，胃中转燥，失于下行所致，即121条所谓"吐之内烦"之类，故以调胃承气汤和之。

66条的汗后腹胀满，是脾虚不运，故用厚朴生姜半夏甘草人参汤；本条的腹胀满，是胃燥失降，故用调胃承气汤。在症状上，前者胀重满轻，后者胀轻满重。再参考舌苔脉象，即不难作出鉴别。

（二）小承气汤证

1. 便硬微烦，用小承气汤

【原文】太阳病，若吐，若下，若发汗后，微烦，小便数，大便因硬者，与小承气汤和之愈。（250）

【解释】经过吐、下、发汗，津液已耗，小便数，津液又不能还入肠中，以致肠中乏津而大便硬。微烦是因热上扰心。里既实而又热，故治以通便除热的小承气汤。

本证若小便不数而渐少，即不需用小承气汤，见下条。若无微烦，即可用导法，见233条。

原方注解

小承气汤方

大黄四两（酒洗） 厚朴二两（炙，去皮） 枳实三枚（大者，炙）

上三味，以水四升，煮取一升二合，去滓，分温二服。初服汤当更衣，不尔者尽饮之，若更衣者，勿服之。

方解：大黄荡涤肠胃，推陈致新；厚朴、枳实，疏通滞气。本方涤热的力量，比调胃承气汤、大承气汤为轻，通便的力量，次于大承气汤，优于调胃承气汤。

2. 根据小便多少，考虑是否用小承气汤

【原文】阳明病，本自汗出，医更重发汗，病已瘥，尚微烦不了了者，此必大便硬故也。以亡津液，胃中干燥，故令大便硬。当问其小便日几行，若本小便日三四行，今日再行，故知大便不久出。今为小便数少，以津液当还入胃中，故知不久必大便也。（203）

【解释】大便硬与不硬，与津液有密切关系。自汗出或发汗多，都能亡津液，致使胃中干燥而形成大便硬。若以后津液能还入胃中，大便不久能自出。至于如何观察津液是否还入胃中，可根据小便次数的多少来推测，如小便次数逐日减少的，为津液逐渐还入胃中，大便可不久自出，就

不需用小承气汤治疗。

3. 便硬谵语，用小承气汤

【原文】阳明病，其人多汗，以津液外出，胃中燥，大便必硬，硬则谵语，小承气汤主之。若一服谵语止，更莫复服。（213）

【解释】本条的谵语，是由于大便硬，大便硬是由于胃中燥，胃中燥是由于汗出多。便硬、谵语虽然是小承气汤的适应证，但因汗出多而胃中燥，需顾惜其津液，以免过用下法伤其阴分，故一服谵语即止，说明腑气已通，即不可续服。

4. 大承气汤证，而脉象示正气不足者，用小承气汤代之

【原文】阳明病，谵语发潮热，脉滑而疾①者，小承气汤主之。因与承气汤一升，腹中转气者，更服一升；若不转气者，勿更与之。明日又不大便，脉反微涩者，里虚也，为难治，不可更与承气汤也。（214）

【词解】

①脉滑而疾：流利急疾而不宁的脉象。

【解释】阳明病到了谵语发潮热的阶段，大便硬的，用大承气汤；有燥屎不大便的，也用大承气汤。但是用大承气汤，必须是脉象沉实有力，若脉象流利急疾，便是正气不足，便不可轻用。

滑而疾的脉象，不是小承气汤的主脉，而是大承气汤的禁忌脉。为假有余而真不足，故不用大承气之攻，改用小承气寓攻于和。

服小承气汤后，可能有三种不同的转归：①转气，系为燥屎阻滞。但虽有燥屎，而脉象有弱点，故不与大承气汤，仍以小承气汤一升，下之。②不转气，必初硬后溏，大便未硬，即小承气汤亦不可续服。③服小承气汤微泻之后，次日又不大便，脉象变为微涩，是为气血两虚，津液不继，无水舟停，此时补则助邪，攻则伤正，故为难治。

按：小承气汤原方，煮取一升二合，分温二服，每次只服六合，今以代大承气汤，和中寓攻，故服至一升之多。"明日又不大便，脉反微涩"，不任攻下时，可于后世温病学中求治法。

（三）大承气汤证

1. 大承气汤的运用原则和小承气汤的权变用法

【原文】阳明病，脉迟，虽汗出，不恶寒者，其身必重，短气，腹满而喘。有潮热者，此外欲解，可攻里也；手足濈然汗出者，此大便已硬也，大承气汤主之。若汗多，微发热恶寒者，外未解也，其热不潮，未可与承气汤。若腹大满不通者，可与小承气汤，微和胃气，勿令至大泄下。（208）

【解释】大承气汤为峻下剂，必须潮热兼大便硬者，始可用之。二者缺一，便不够使用大承气汤的条件。

汗出一症，多是中风外证未尽，但若与脉迟、不恶寒并见，即为病已由太阳之表进入阳明之里。故虽汗出，也必兼有身重、短气、腹满而喘等症状。在这种情况下，必须辨明汗出是属太阳还是属阳明。如果汗出较多，微恶寒，微发热而热不潮，是太阳未解，仍当解外，不可攻里；若不恶寒，濈然微汗出，是热已全归阳明。

但是身热不恶寒，只能说明热在里，不能说明热在肠胃，必须身热变为潮热，才是外热悉聚胃腑，方可考虑攻里。但是潮热一症，虽然能说明热聚胃腑，还不能说明大便已硬，是否用大承气汤，仍须考虑。必须是周身之汗，变为手足濈然汗出，甚至周身干涩时，才能确定为大便已硬，放手使用大承气汤。如果热不潮，或热虽潮而不具备大便硬的特征时，即不可用大承气汤，以防大泻大下，造成利遂不止等变证。如腹大满不通，又不得不下时，可以小承气汤代之。

本条的脉迟，不是内脏虚寒，是迟而有力，是与"数则为虚"对看。52条云："脉浮而数者，可发汗。"据此可知本条脉不数而迟，就当考虑攻下。

汗出多而微发热恶寒，为外未解，热未潮不可与大承气汤，都是关键，必须熟记。

大承气汤方

原方注解

大黄四两（酒洗）　厚朴半斤（炙，去皮）　枳实五枚（炙）　芒硝三合

上四味，以水一斗，先煮二物，取五升，去滓；纳大黄，更煮取二升，去滓；纳芒硝，更上微火一两沸，分温再服。得下，余勿服。

方解：本方重用枳、朴，与小承气汤比较，是以气药为君。大黄后入，取其气锐行速。又加芒硝以涤热软坚，故本方有冲墙倒壁之功，为攻下之峻剂。

2. 潮热大便硬，或有燥屎，用大承气汤；余邪不尽，用小承气汤

【原文】阳明病，潮热，大便微硬者，可与大承气汤；不硬者，不可与之。（209）

若不大便六七日，恐有燥屎①，欲知之法，少与小承气汤，汤入腹中，转矢气者，此有燥屎也，乃可攻之。若不转矢气者，此但初头硬，后必溏，不可攻之。攻之，必胀满不能食也。欲饮水者，与水则哕②。其后发热者，必大便复硬而少也，以小承气汤和之。不转矢气者，慎不可攻也。

【词解】

①燥屎：坚结干硬之粪块，由宿食熬灼而成。

②哕：逆气冲膈，有声无物，叫哕。

【解释】潮热与大便硬并见，是大承气汤的适应证。如果不大便六七日，但不见手足濈然汗出，是大便虽不硬，需考虑是否为燥屎内阻。燥屎内阻，也是大承气汤的适应证，因此，先与小承气汤试之。服后转矢气的，为有燥屎，可攻；如不转矢气，是初硬后溏，即不可攻。误攻必伤中焦阳气，以致脾虚不运而胀满，胃不纳谷而不能食，甚至发生胃中虚冷，饮水则哕的症状。

假使攻下以后又发热，是下之未尽，邪热复聚，大便虽硬，亦必甚少，即不可用大承气汤峻攻，只用小承气汤攻其余邪即可。由于大承气汤

是峻攻剂，故条文最后两句，反复叮咛，示人不可轻用。

从本条可以看出，大承气汤的运用标准是：潮热大便硬的可用；潮热有燥屎的可用。如果大便不硬，又没有燥屎，虽发潮热，也在禁用之列。

3. 二阳并病，太阳证罢，潮热便硬者，用大承气汤

【原文】二阳并病①，太阳证罢，但发潮热，手足漐漐汗出、大便难而谵语者，下之则愈，宜大承气汤。（220）

【词解】

①并病：一经的症状未罢，又出现另一经症状。

【解释】手足漐漐汗出，大便难而谵语，是大便已硬。又与潮热并见，故宜大承气汤。

二阳并病，是指出大承气汤证的来路，不是说二阳并病就可用大承气汤。其可下之证，虽在太阳未罢时即已存在，但必须表证已罢后才可攻下。这也就是48条"若太阳病证不罢者不可下，下之为逆"的道理。

4. 热盛津枯的治疗和死证

【原文】伤寒若吐若下后不解，不大便五六日，上至十余日，日晡所发潮热，不恶寒，独语如见鬼状。若剧者，发则不识人，循衣摸床，惕而不安，微喘直视，脉弦者生，涩者死。微者，但发热谵语者，大承气汤主之。若一服利，则止后服。（212）

【解释】本证不大便已五六日以上，或至十余日，并有潮热不恶寒谵语等症状，符合用大承气汤的标准。但本证发作于或吐或下后，津液已经内伤，并表现出热盛津枯的症状。为了慎用大承气汤起见，条文中特根据津枯的程度，指出已不必攻的死证，及一利即止后服的警戒。

本条热盛津枯，轻者，"独语如见鬼状"；重者，"发则不识人，循衣摸床，惕而不安，微喘直视"。此时津枯已至严重程度，如脉现弦象，尚有一线生机；如脉现涩象，即为津液已竭不可救治的死证。轻微者，虽可治以大承气汤，但为避免津液再伤起见，一服大便通利后，即止后服。

本条的精神，是从脉、因、证、治多方面来说明津液对阳明病的重要性。如从病因上说，"若吐若下"，使津液先伤，导致病情严重。从症状上说，"惕而不安"，是心阴大虚；"直视"，是肾精将竭；"循衣摸床"，是水

不涵木，肝风内动。从脉象上说，"脉弦"，是生机犹存一线；"脉涩"是津液已竭。从治疗来说，一服大承气汤大便通利后，即止后服，也是预防过下伤阴。

5. 燥屎的形成与治疗

【原文】得病二三日，脉弱，无太阳柴胡证，烦躁，心下硬，至四五日，虽能食，以小承气汤，少少与微和之，令少安。至六日，与承气汤一升。若不大便六七日，小便少者，虽不受食，但初头硬，后必溏，未定成硬，攻之必溏，须小便利，屎定硬，乃可攻之，宜大承气汤。（251）

【解释】病人烦躁，心下硬，又不是太阳柴胡证，说明是宿食结滞在胃脘，应当攻下。但得病仅二三日，脉搏尚未充实有力，且硬在心下，不在腹中，因此只可微和，不任重攻。虽胃气不弱，亦只少与小承气汤。这是采取微和胃气，暂令少安的权宜办法。至六日，宿食已逐渐形成燥屎，故与小承气汤至一升之多，这又是以和胃之方，作攻下之用的治法。

若不大便六七日，是燥屎内阻，不受食，是燥屎已成的特征，这已可考虑用大承气汤了。但是大承气为峻攻剂，用时必须结合小便来决定，如小便利的，是屎已燥结，当用大承气汤；若小便不利的，是仍处于初硬后溏结而未实的阶段，大承气汤即在禁用之列。

本条的脉弱，是对沉实而言，不是真弱。"能食"，指平素胃气不弱。"不受食"，是燥屎已成，胃气不降，屎气上熏胃口。

本条说明以下几个问题：①燥屎是由宿食逐渐形成的。②燥屎的形成，其人必胃阳素强，阳明中寒者，不能形成燥屎。③燥屎的形成，与日数的多少有关系。④燥屎的结硬，与小便有密切的关系。⑤燥屎能阻碍大便不行。⑥燥屎形成后，浊气上熏胃口，能使病人恶闻食臭，丝毫不能进食。⑦燥屎已成，用大承气汤；在宿食阶段，或燥屎虽成而不任峻攻者，用小承气汤。

6. 下后懊憹而烦的治法

【原文】阳明病，下之，心中懊憹而烦，胃中有燥屎者，可攻；腹微满，初头硬，后必溏，不可攻之。若有燥屎者，宜大承气汤。（238）

【解释】本条说明阳明病下后，出现心中懊憹而烦的，有由于燥屎未尽而致者，有由于热陷胸膈而致者。其鉴别法是：燥屎未尽者，必腹满不减，或减不足言；或具有其他燥屎的特征，可考虑用大承气汤。若下后只是微满，又无其他燥屎特征，这只是热邪内陷，扰于胸膈所致，粪硬也只是初硬后溏，是栀了厚朴汤证，不可与大承气汤。

7. 燥屎的辨证法之一

【原文】腹满不减，减不足言，当下之，宜大承气汤。（255）

【解释】腹满一症，有虚有实，虚寒性的腹满，有时能随阳气的旺时而减轻。实性的腹满，是由于粪便留滞，故不能自动减轻，但能于服泻下药，粪便排出后而减轻。若服泻下药后，只转矢气，粪便不下，腹满不减；或只下少量粪便，腹满减轻的程度不明显，便是燥屎内停，当考虑用大承气汤。

8. 燥屎的辨证法之二

【原文】病人不大便五六日，绕脐痛，烦躁发作有时者，此有燥屎，故使不大便也。（239）

【解释】绕脐痛，是燥屎内结于大肠；烦躁，是燥气上扰神明；发作有时，是因传导不畅，燥屎时动时伏。上述症状，再结合六七日不大便，就清楚地说明是燥屎内阻。

9. 燥屎的辨证法之三

【原文】大下后六七日不大便，烦不解，腹满痛者，此有燥屎也。所以然者，本有宿食故也。宜大承气汤。（241）

【解释】六七日不大便，烦不解，腹满痛，很明显是燥屎结聚。大下后为什么还能有燥屎结聚呢？这是因为虽然经过大下，但宿食未净；或余热未尽，于六七日之间，又与食物相结而形成燥屎，所以仍当考虑用大承气汤。

本条的精神，是示人临床时，有是证即用是药，不要因为用过大承气汤就犹豫不敢再用。

10. 燥屎的辨证法之四

【原文】病人小便不利，大便乍难乍易，时有微热，喘冒①不能卧者，

有燥屎也，宜大承气汤。（242）

【词解】

①喘冒：因邪热上攻，而呈喘促昏冒的症状。

【解释】凡燥屎结聚，必阻塞大便不能下行，但本条是大便乍难乍易，这就为燥屎的诊断增加困难。其乍难乍易的原因，是由于小便不利，因为阳明移热于膀胱，则下窍不利；小便不利，则津液能还入肠中，这样，已结的虽然不能自下，未结的却能旁流时出，因而形成了大便乍难乍易的现象。至于本证的时有微热，是因里热外灼；有时喘冒，是因里热上冲；不能卧，是因胃中不和。这样结合分析，燥屎的诊断就很明确了，所以用大承气汤治疗。

11. 燥屎的辨证法之五

【原文】阳明病，谵语有潮热，反不能食者，胃中必有燥屎五六枚①也。若能食者，但硬耳。宜大承气汤下之。（11）

【词解】

①五六枚：表示多的意思。

【解释】谵语、潮热并见，说明肠中已是热而且实。但肠中热实，又有燥屎和便硬的不同。燥屎是坚结的粪块，留于肠中曲折处，顽固难下，必须攻之。并且燥屎太多者，因腑气不通，屎气上熏胃口，病人必不能进食，甚至恶闻食臭。便硬则仅是大便干燥，排便费力，不至熏蒸胃口，所以还可勉强进食。攻燥屎必须用大承气汤。便硬虽然也当用大承气汤，但应结合其他脉症（如小便数、手足濈然汗出等），考虑使用。

便硬之能食，是与燥屎之不能食对比说的。燥屎之不能食，与中寒之不能食不同，两者应从是否恶闻食臭来鉴别。

12. 燥屎的辨证法之六

【原文】汗出谵语者，以有燥屎在胃中，此为风也。须下者，过经①乃可下之，下之若早，语言必乱，表虚②里实故也。下之愈，宜大承气汤。（217）

【词解】

①过经：六日以后。

②表虚：即表和。

【解释】燥屎和大便硬，都能出现谵语，但大便硬是肠中已燥，必周身无汗，或仅手足濈然汗出，若周身不干燥而汗出，则说明是燥屎，不是大便硬。

燥屎形成后，里热外迫，能使汗出；太阳中风外邪未尽，亦能汗出。但燥屎是由宿食形成的，由宿食结为燥屎，必须经过一个相当阶段，故凡燥屎外蒸而汗出，多在六日以后，若六日以前的汗出，多是表邪未尽，故曰："此为风也。"因此虽有谵语，亦必须过经，乃可下之。若下之太早，则表邪内陷，必致谵语更重，以至语无伦次。

本条过经的"经"字，与"到经""行其经尽"的"经"字，都是指日数说的。因为日数在症状不太明显时，有其重要的参考价值。"过经乃可下之"，不但说明了六日后轻微的风邪当罢，也说明燥屎已经形成。这和251条"至六日与承气汤一升"，有同样的重要意义。

13. 燥屎急下证之一

【原文】伤寒六七日，目中不了了，睛不和①，无表里证②，大便难，身微热者，此为实也，急下之，宜大承气汤。（252）

【词解】

①睛不和：目光昏暗，视物不清。

②无表里证：即头痛、恶寒、腹满痛等症不显著。

【解释】242条说过，有燥屎者，能因里热外灼而时有微热，上冲而喘冒，阻滞肠道而大便乍难。本证身微热，大便难，已经可以对燥屎的诊断得出初步印象。特别是目中不了了，睛不和，说明里热上冲的程度，比喘冒更为严重。这是因为五脏六腑之精，皆上注于目，目光昏暗，视物不清，有真阴将竭之势。病情最急，故不可延缓误事，宜大承气汤急下之。

14. 燥屎急下证之二

【原文】阳明病，发热汗多者，急下之，宜大承气汤。（253）

【解释】阳明外证，虽自汗出，但应当仅是周身湿润，濈然微汗。若至大便已硬时，则必发热变为潮热，有汗变为无汗。但本证是发热不休，其汗随拭随出，有不尽不止之势，这是由于燥屎内结，热邪迫津外越所致。急证应当急攻，故宜大承气汤。

太阳中风和白虎汤证，也能发热汗多。但其汗多，是与阳明之濈然微汗对比说的。其汗虽较多，但其势缓。本证之汗多，是多而且急。中风之发热极轻，为翕翕发热，白虎汤证与本条的发热重，为蒸蒸发热。中风之脉浮缓，白虎汤证之脉洪大，本条之脉必沉实。此外，有燥屎必兼见其他特征，如燥屎辨证法各条中所述的症状。

15. 燥屎急下证之三

【原文】发汗不解，腹满痛者，急下之，宜大承气汤。（254）

【解释】腹满而痛，为有燥屎的特征，若发汗之后，满痛更甚，是津液外亡，燥结越重，已有无水舟停之势，恐稍一延迟，下亦不通，故必须急下。

（四）小结

下法适用于里热而实的病变，但里热里实的程度不同，因而有三承气汤的择用。

（1）里热而不甚实，虽有结滞，未至大便硬者，用调胃承气汤。如实热在胃，心烦者；胃气不和，谵语者；胃家燥热，腹胀满者；蒸蒸发热者等。

（2）里热不甚而已实，大便硬者，用小承气汤。如大便硬，微烦者、谵语者；下后大便复硬而少者。此外，小剂量用之，可以治心下硬满，可以试探燥屎的有无；多用之，可以代大承气汤证脉象提示正气不足者（如脉滑而疾和燥屎脉弱）；热未潮而大满，不得不攻者。

（3）热甚而实，大便硬且发潮热者，用大承气汤。热不潮者，不可轻用。此外，又用以攻燥屎，凡燥屎皆坚结难下，故不必兼潮热即当用之。如小便利，已不受食者；下后腹满不减，减不足言者；或兼心中懊忱而烦者；不大便，烦不解，腹满痛者；绕脐痛，发作有时者；时有微热，喘冒不得卧者；汗出谵语者等。若出现目不了了，睛不和，或发热汗多，或汗后腹满急痛，则尤当急用。

三承气汤中，大承气峻下为攻，调胃承气汤与小承气汤，缓下为和。但攻下须防过剂伤正，因此兼津虚者，若一服利，则止后服；一服谵语止，更莫复服。同时使用时，应掌握时机，不可攻下过早，以免伤中，造成胀满不能食等后果。急下证，又不可攻下稍缓，以防迟则不救。

三、润法与导法

（一）从脉象测知津液内竭

【原文】脉浮而芤，浮为阳，芤为阴，浮芤相搏，胃气生热，其阳则绝。（246）

【解释】浮脉是阳有余，芤脉是阴不足，阳有余则胃气生热，阴不足则脾家穷约，脾约无津可布，不能充身泽毛，若雾露之灌溉，故名"其阳则绝"，即为大便硬的脾约证。

（二）脾约的证治

【原文】趺阳①脉浮而涩，浮则胃气强，涩则小便数，浮涩相搏，大便则硬，其脾为约，麻子仁丸主之。（247）

【词解】

①趺阳：即冲阳穴，在足背第二跖骨基底部与中间楔状骨关节处，属足阳明胃经，常用以诊断脾胃的疾病。

【解释】上条是脾无津可布，本条是脾不摄津，但输膀胱，故都能导致大便硬。两者在原因上同是由于胃强脾弱所致，所以均现阳强阴弱的脉象。也都以滋脾阴、泻胃阳为治。

本条和250条都是由于小便数导致大便硬，但250条的微烦，说明里有热，脉不芤不涩，说明脾未至约。本条则虽不大便而无所苦，且脉象芤涩，为脾已穷约，故250条用小承气汤和之，本条用麻子仁丸缓缓润之。

麻子仁丸方

　　麻子仁二升　芍药半斤　枳实半斤（炙）　大黄一斤（去皮）　厚朴一尺（炙，去皮）　杏仁一升（去皮尖，熬，别作脂）

　　上六味蜜和丸，如梧桐子大，饮服十丸，日三服，渐加以知

原方注解

为度。

方解： 麻仁、杏仁、白芍润脾滋阴，以治脾约。枳实、厚朴、大黄泻胃通便以治胃强。用丸不用汤，是因为滋阴当缓的缘故。

（原方注解）

（三）大便难的成因和治法

【原文】 阳明病自汗出，若发汗，小便自利者，此为津液内竭，虽硬不可攻之，当须自欲大便，宜蜜煎导而通之，若土瓜根及大猪胆汁，皆可为导。（233）

【解释】 由于自汗出、发汗、小便自利等原因，导致津液内竭，肠道干涩，因而大便排出困难，但粪便已至直肠，无须用承气、麻仁等方，故采用导法。

大便难和脾约，都属津液内竭，同有不大便无所苦的特征，但脾约证脉或扎或涩，且小便数，津液不能自还，故必须润之，大便难的脉不扎不涩，故可俟其自欲大便时导之。

蜜煎方

食蜜七合

上一味，于铜器内，微火煎，当须凝如饴状，搅之勿令焦著，欲可丸，并手捻作挺，令头锐，大如指，长寸许，当热时急作，冷则硬，以纳谷道中，以手急抱，欲大便时乃去之。疑非仲景意，已试甚良。又大猪胆一枚，泻汁，和少许法醋，以灌谷道内，如一食顷，当大便，出宿食恶物，甚效。

方解： 蜜煎、土瓜根、猪胆汁等导法，适用于体质衰弱或肠道干涩而排便困难者，总的目的是滑以去著。

（原方注解）

（四）小结

润法适用于津液素亏而大便硬者，即所谓太阳阳明；导法适用于津液被耗而大便难者，即所谓少阳阳明。前者虽均有不更衣无所苦的特征，但脾约较大便难为重。润导二法和下法，是治阳明腑证的三种方法。

四、忌攻下证

（一）呕多者禁攻

【原文】伤寒呕多，虽有阳明证，不可攻之①。（204）

【词解】

①攻之：本论中之"攻"字，都是对大承气汤说的。

【解释】伤寒呕多，多是少阳未罢，病机向上向外，所以虽有阳明里实证，也不宜轻易攻下。

伤寒呕多又兼有阳明证时，虽不可用大承气汤攻之，有时可与大柴胡汤下之。

（二）硬满在心下者禁攻

【原文】阳明病，心下硬满者，不可攻之，攻之，利遂不止者死，利止者愈。（205）

【解释】硬满在心下，是宿食在胃，尚未至肠，还没有形成燥屎，因此只可少与小承汤和之。若误用大承气，则病轻药重，很可能因重伤脏气，导致"五脏气绝于内者，利下不禁"而死亡的不良后果，但亦有素质健壮，利止而得愈者，此属例外，临床不可取法。

"利遂不止者"亦当予以救治，可用四逆、理中辈以回阳。如服之利仍不止，就是死证。

（三）阳气怫郁在表者禁攻

【原文】阳明病，面合色赤①，不可攻之，必发热色黄者，小便不利也。（206）

【词解】

①面合色赤：即面色缘缘正赤。

【解释】阳明病，又兼见面色缘缘正赤，这是二阳并病，太阳余邪未尽，阳气怫郁在表而不得外越的现象，当用小发汗法或熏法解之，未至太阳证罢潮热、手足濈然汗出的阶段，决不可用大承气汤攻之。若误攻之后，假使脾伤不能输津，而致小便不利时，则湿不得下出，与内陷的表热相合，必熏蒸而发热色黄。

本条最后提出"小便不利"是必发黄的关键，如果下后小便仍利，则湿有出路，便不能发黄。

（四）阳明兼表，里热未实者禁下

【原文】阳明中风，口苦咽干，腹满微喘，发热恶寒，脉浮而紧，若下之，则腹满小便难也。（189）

【解释】本条的口苦咽干、腹满微喘、脉浮而紧等症状，与221条的病机相同，是病由太阳进入阳明，热而未实的特征。所不同的是，221条是不恶寒反恶热，本条兼恶寒，说明本条的太阳证未罢，较221条和上条的面合色赤更为明显，故三承气汤，俱在禁用之列。

至于本证的"下之，则腹满小便难"，也是因脾伤不能运化所致，病机与上条相同，故发黄一症自在言外。

按：36条"太阳与阳明合病，喘而胸满者不可下，宜麻黄汤"，51条"脉浮者，病在表，可发汗，宜麻黄汤"，235条"阳明病，脉浮，无汗而喘者，发汗则愈，宜麻黄汤"，221条"舌上苔者，栀子豉汤主之"，根据以上各条互参，则本证若表重者，可先与麻黄汤以解表，若表轻者，亦可与栀子豉汤轻清宣透。

（五）胃阳素虚者，禁攻

【原文】阳明病，不能食，攻其热，必哕，所以然者，胃中虚冷故也。以其人本虚，攻其热必哕。（194）

【解释】阳明病不能食，有两种原因：一是燥屎所致，一是胃阳素虚。二者的鉴别是：有燥屎的病人，多胃阳素盛，未病时能食，随燥屎逐渐形成，而逐渐不能食；胃阳素虚的病人，发病开始即不能食，同时未病之前亦食欲不强，所以说"其人本虚"。"其人本虚"，须照顾其胃阳，若轻与攻下，必由不能食进而演变为哕逆。

（六）小结

攻下是阳明病的正治法，但使用时必须掌握以下几个原则。

（1）外证未罢者禁攻下

如呕多为外连少阳，恶寒或面合色赤为外连太阳，若不解其外，径攻其内，则可导致小便不利、发热、色黄等变证。

（2）里热未实者禁攻下

如口苦咽干，脉浮而紧，下之则有腹满小便难，或心中懊恼等变证。

（3）胃阳素弱者禁攻下

如素不能食者，呕者，攻下则有哕逆胀满等变证。

（4）方剂须轻重有宜

如病重药轻则腹满不减，减不足言，病轻药重，则能引起泻利不止，造成死亡。

第三节　阳明辨证

一、辨中寒

（一）食欲不强者为中寒

【原文】阳明病，若能食，名中①风，不能食，名中寒。（190）

【词解】

①中："中风"之"中"，去声；"中寒"之"中"作平声读，即里寒。

【解释】风寒两字，在太阳是用来区别表证的虚实，在阳明是用来区别胃气的强弱。因风属阳，热能消谷，故能食者名中风；寒属阴，不能消谷，故不能食者名中寒。

本论中的能食，都是和不能食相对说的，食欲比较正常的就是能食，和消谷善饥不同。能食是胃阳素强，不能食是胃阳素虚，由于体质不同，故对阳明病的发展，有不同的结果。阳明中寒的不能食，仅是消化力不强，食量不多，与燥屎之不能食不同。

（二）饮水则哕者为中寒

【原文】若胃中虚冷，不能食者，饮水则哕。（226）

【解释】阳明病的不能食，如属实热，必能消水；如饮水则哕，是胃寒不能消水，逆气冲膈所致，此为阳明中寒。

（三）食谷欲呕为胃寒生浊

【原文】食谷欲呕，属阳明也，吴茱萸汤主之，得汤反剧者，属上焦也。（243）

【解释】食谷欲呕，是进食以后，泛泛恶心，和太阳的呕逆，少阳的喜呕不同。太阳的呕逆，是因表邪外束，胃气不舒，症状比较急迫；少阳的喜呕，是半里之邪犯胃，郁而求伸，呕后反稍感畅快，并且两者都与进食关系不大。本证是进食以后，才有欲吐不吐的感觉，故知病与太阳少阳无关，可以肯定病变在胃，所以说"属阳明也"。

食谷欲呕，不但说明病变在胃，也能说明胃寒生浊，因为胃热的呕吐，是食入即吐，胃寒的呕吐是朝食暮吐。本证是进食以后泛泛欲吐，是胃中寒浊得热欲动，故治以辛温滑利的吴茱萸汤。

服了吴茱萸汤后，若寒浊趋而向下，症状可即时好转；若趋向上焦，则必呕吐更剧，吐后病亦可痊愈，所以说"得汤反剧者，属上焦也"，这和服栀子豉汤"得吐者，止后服"的道理是相同的。

（四）小便不利，只能作固瘕

【原文】阳明病，若中寒者，不能食，小便不利，手足濈然汗出，此欲作固瘕①，必大便初硬后溏。所以然者，以胃中冷，水谷不别②故也。（191）

【词解】

①固瘕：溏粪之中兼有坚硬的粪块叫固瘕。

②别：泌别的意思。

【解释】本条手足濈然汗出，很像大便已硬，但与不能食和小便不利同见，说明不是大便硬，不能食是里阳不足，小便不利是不能泌别水谷，是虽欲作燥屎硬便，但因燥气不足，水分仍留滞肠中，致使粪便硬者自硬，溏者自溏，形成溏硬混杂的固瘕症状，这是阳明中寒的特征。

四肢是脾胃所主，大便燥实或水谷不别时，都能手足濈然汗出，但大便燥实时，是因为没有足够的津液供应全身，仅能供给手足而濈然汗出。水谷不别时，是因为没有足够的阳气供应全身，仅能蒸发于四肢而濈然汗出。并且手足汗出的同时，大便燥实的，必周身干涩；水谷不别的身不干涩。如再结合不能食是久虚的不能食，而不是恶闻食臭的不能食来辨证，两者即不难鉴别。

二、辨久虚

无汗，身如虫行为气虚

【原文】阳明病，法多汗，反无汗，其身如虫行皮中状者，此以久虚故也。（196）

【解释】汗是津液由阳气蒸发而出于体表的，若不见汗出，只是肌肉中有如虫爬行样感觉的，这是阳气素虚，蒸发力量不足的表现。

本条和23条，都有身痒的症状，但23条是表邪郁闭，本条是气虚不足。在病机上，应从"面有热色"和"如虫行皮中"来体会，在治疗上，前者宜小发汗，后者当益气。

三、辨谵语

（一）谵语有虚有实，有死证

【原文】夫实则谵语，虚则郑声①，郑声者，重语也。直视谵语，喘满者死，下利者亦死。（210）

【词解】

①郑声：声音低馁，语言重复，为热性病衰弱期的昏迷现象，即谵语之兼阴虚者。

【解释】实证谵语，必声壮气粗，狂躁不安。虚证谵语，则声低气弱，呢喃重复，甚则撮空理线，循衣摸床，也叫作郑声。实者为热盛，虚者虽也是热盛，但阴虚较重，故郑声比谵语严重。

谵语兼见目睛呆直，是五脏六腑之精已不能上注于目，症虽险恶，但不一定必死。若再兼喘满，是气从上脱；兼下利是津从下脱，阴阳离绝，则必死无疑。

（二）劫阴谵语的生死诊断

【原文】发汗多，若重发汗者，亡其阳①，谵语，脉短②者死，脉自和③者不死。（211）

【词解】

①亡其阳：此"阳"字与"阳绝于里""其阳则绝"的"阳"字意义相同，指津液越出。

②脉短：按之两头无，中间有，不及本位叫短，与长脉相反。

③脉自和：即脉不短。

【解释】太阳病，发汗多或重发汗，亡其津液，以致胃中干燥，因转属阳明而谵语。津液、血、汗异名同类，此时若脉短的，是津伤而气亦不足，即为死证；若脉搏不短，是无形之气未伤，有形之血亦可续生，不是死证。

212条云："脉弦者生，涩者死。"本条云："脉短者死，脉自和者不死。"由此可见对于生死的诊断，气血是同样重要的。

按：245条"脉阳微而汗出少者，为自和也，汗出多者为太过，阳脉实因发其汗，出多者亦为太过。太过者为阳绝于里，亡津液，大便因硬也"与此条"发汗多，若重发汗，亡其阳"，218条之"而反发其汗，津液越出"，246条"胃气生热，其阳则绝"的意义应该互看。

（三）津伤便难，久则谵语

【原文】伤寒四五月，脉沉而喘满，沉为在里，而反发其汗，津液越出，大便为难，表虚里实，久则谵语。（218）

【解释】喘满一症，由于表邪外束者，其满在胸、脉必浮，可用汗法；由于里气壅滞者，其满在腹，脉必沉，当用下法。若误发其表，则津液外亡，大便更实，必发生谵语的症状。

（四）下利谵语，脉调和，仍为内热

【原文】伤寒十三日，过经谵语者，以有热也，当以汤下之，若小便利者，大便当硬，而反下利，脉调和①者，知医以丸药下之，非其治也。若自下利者，脉当微、厥，今反和者，此为内实也，调胃承气汤主之。（105）

【词解】

①脉调和：是与脉微相对说的，即不微。

【解释】本条是从脉和症的矛盾之中，分析原因，确定治法。伤寒经过两经之后出现谵语，分明是热邪已入阳明之腑。但阳明腑证，小便当数，大便当硬，绝不能有腹泻的症状，今腹泻与谵语并见，这是矛盾之一。

另一方面，腹泻多是中气虚寒，脉搏当微弱，手足当厥冷，今腹泻不微不厥，这是矛盾之二。

从以上的矛盾中分析，谵语必然是实热，因为虽有下利，但脉不微，手足不厥，可知并非里寒，因此可测知下利谵语之症，是医生用丸药误下，没有达到祛邪的目的，所以说"此为内实也"。

古时泻剂用的丸药，多用的是巴豆一类的药物，其辛热之性，与里热不宜，故服后虽能通便，但不能涤热，所以能导致下利与谵语同时并见。病已用丸药泻过一次，故无须再用枳朴，只用调胃承气汤，荡涤里热即可。

四、辨潮热

（一）潮热与烦热的辨证

【原文】病人烦热，汗出则解，又如疟状，日晡所发热者，属阳明也，脉实者，宜下之，脉浮虚者，宜发汗，下之与大承气汤，发汗宜桂枝汤。（240）

【解释】病人烦热，是阳气郁蒸，将要作汗的现象，汗出后烦热即解，潮热是热入肠胃，热随日晡阳明气旺之时向外扩散，非下之不能解。这是二者的不同处。

烦热是外有表证，其脉必浮，浮而虚者，可用桂枝汤发汗；如57条、

113条即是。潮热是热聚胃肠，虽已可攻里，但还需结合脉象，如脉沉而实的即是大承气汤证，不沉实的（如脉滑而疾）宜小承气汤。

（二）从潮热不潮热，辨阳明入经入腑

【原文】阳明病，脉浮而紧者，必潮热发作有时，脉但浮者，必盗汗出。（201）

【解释】表邪向阳明发展，有两种可能：一是入腑成实，一是入经化热。这两种发展趋势，在病型未定时，即可从脉证测知，譬如脉浮而兼紧，是为太阳伤寒的脉象，但如果没有头痛、恶寒而有潮热症状的，则紧脉就不是伤寒脉，而是里将成实，进一步必将由浮紧变为沉实而成阳明腑实证。又如脉浮而不紧，这是太阳表脉，但既没有麻黄证，又没有桂枝证，却盗汗出，这说明阳明经热已在逐渐形成，浮即阳盛的脉象，进一步必将由浮转洪，而出现身热自汗的阳明经证。

从本条可以看出，临床诊断，必须脉症合参。抛开症状孤立地谈脉象，是不切实际的。同时又可以体会出仲景谈脉象是朴素灵活的，在不同的证候中，其意义就有所差别，如太阳病的脉浮紧，是与浮缓相对比，是紧张的意思。阳明病的脉浮而紧，是与浮虚相对比，是充实有力的意思。若再与前面条文的脉缓三条对看（见187条的解析），就能更清楚地领会仲景的精神实质。

五、辨热在经络

（一）漱水不欲咽，为热在经络

【原文】阳明病，口燥，但欲漱水不欲咽者，此必衄。（202）

【解释】阳明的经脉起于鼻，挟口环唇，热不在经络，故口燥欲漱水，热不在胃腑，故不欲咽，此为必衄之征。

（二）口干鼻燥能食者，为热在经络

【原文】脉浮发热，口干鼻燥，能食者则衄。（227）

【解释】脉浮而不沉，发热未至潮热，能食而不恶闻食臭，都说明了腑未大实，仅是口干鼻燥，故知为热在经络，是将衄之征。

上条从不欲饮水，测知腑热不重；本条从能食，测知腑实不重，都是辨证关键。

太阳将衄必目瞑，阳明将衄必口干鼻燥，都与经络有关。

六、辨心下痞硬

辨气痞、停水之痞与阳明痞硬

【原文】太阳病，寸缓关浮尺弱，其人发热汗出复恶寒，不呕，但心下痞者，此以医下之也。如其不下者，病人不恶寒而渴者，此转属阳明也，小便数者，大便必硬，不更衣十日，无所苦也，渴欲饮水，少少与之，但以法救之。渴者宜五苓散。（244）

【解释】寸缓尺弱，就是阳浮而阴弱的脉象，又有发热汗出恶寒，乃是太阳表证，不呕，说明未入少阳，脉证合参，知是太阳表证未解，但太阳表证不当心下痞，现在竟出现了心下痞的症状，同时关上脉又浮，关脉浮是心下痞的脉象，据此可知其痞必因误下而成，所以说"此以医下之也"。

气痞应与阳明之里实相鉴别。如果不是误下的气痞，而是热入阳明的话，病人不但不应恶寒，还当口渴，如系阳明腑实又当小便数大便硬。一般由于小便数而导致的大便硬，是因津液不能还入肠中，不是宿食与燥热相结，故虽十日不大便，病人亦无所苦，而且不当有心下痞的感觉。在这种情况下，只要予以少量的水以解其暂时之渴，然后再或下或润或导，以法治之，即可痊愈。

渴，固然是阳明腑实的特征，但也有由于蓄水而成的，其特点是消渴不止，小便必不利，在此种情况下，若兼见心下痞症，即为蓄水所致，当以五苓散主治，其道理已见156条。

本条整个内容，是以辨证为主，包括表证与里证之辨，误下致痞与邪传阳明之辨，大便硬与不硬之辨，脾约证与承气证之辨，阳明口渴与蓄水之辨，以上各证，如能认清关键，临证时则不致混淆。

七、辨腹满

（一）欲作谷疸的腹满

【原文】阳明病脉迟，食难用饱，饱则微烦，头眩，必小便难，此欲作谷疸[1]，虽下之，腹满如故，所以然者，脉迟故也。（195）

【词解】

①谷疸：病名，黄疸的一种。

【解释】谷疸是脾虚不能运化，使谷气内停而成的发黄证。其先驱症状，为脉迟、小便难和食难用饱。因为脉迟是脾虚，脾虚不运必小便难，小便难则浊阴不能出下窍，反上冲于阳位，因而饱食则发烦头眩，此即将作谷疸的先兆。

本证由于脾失运化，故必腹满，但这种腹满不是胃家实，所以只可健脾利湿，不能用下法，即使下之，腹满也不会消失。

本条必小便难的"必"字，是推测病因的意思，就是说阳明病脉迟，同时又饱则微烦头眩，必是由于小便难所致，由于小便难，浊不降而清不升，故食难用饱，因而知其欲作谷疸。

（二）肝乘脾的腹满

【原文】伤寒腹满谵语，寸口脉浮而紧，此肝乘脾也，名曰纵[1]，刺期门。（108）

【词解】

①纵：五行侮其所胜叫纵，如木乘土，土乘水……

【解释】本证的腹满谵语，好像阳明腑证，但无潮热、便硬等症状。脉浮而紧，好像太阳表脉，但无头痛、项强等症状，进一步分析，《辨脉篇》云："脉浮而紧，名曰弦也。"据此可知本证的脉浮紧，是肝气实的脉象，既是肝气实，则腹满必非胃家实，乃是脾土受肝木克制，不能运化所致。谵语也非胃邪犯心，乃是肝气盛则多言的表现，这是脾气弱，肝气过于放纵的病变，故刺期门，以泻肝气。

（三）肝乘肺的腹满

【原文】伤寒发热，啬啬恶寒，大渴欲饮水，其腹必满，自汗出，小便利，其病欲解。此肝乘肺也，名曰横①，刺期门。（109）

【词解】

①横：五行侮其所不胜叫横，如水凌土、木乘金等。

【解释】本证的发热恶寒，好像太阳表证，但太阳病不当大渴欲饮水。大渴欲饮水和腹满，好像阳明证，但阳明证的腹满绝不能因自汗出小便利而减轻，故本证从"自汗出，小便利，其病欲解"来看，腹满是大渴饮水所致。"大渴欲饮水"结合"啬啬恶寒"来看，说明本病与肺脏有关，因为肺主皮毛而行卫气，卫气不能外达皮毛则恶寒，肺主通调水道，下输膀胱，肺气不能通调水道，则津液不能敷布，停滞中焦，所以腹满口渴。这些症状的产生，都是肝气过于横逆，肺金受侮所致，所以也要刺期门，以泄肝气。肝气平则肺气调，水气散而津液通，故"自汗出，小便利"为病欲解。

按：由于人体的禀赋不同，性情各异，脏气就有偏盛偏衰，因此在受到外因发病时，就出现各种不同的变证。以上两证就是肝气素盛的人，外感后内脏失调，出现乘脾乘肺的两种病变。

八、辨邪气的发展趋向

（一）辨寒邪上逆

【原文】阳明病，反无汗而小便利，二三日呕而咳，手足厥者，必苦头痛，若不咳不呕，手足不厥者，头不痛。（197）

【解释】阳明病当自汗出，反无汗而小便利，说明中气虚寒不能化热，所以不能蒸发津液而为汗，阳气既虚，寒邪必上逆，所以二三日即犯胃而呕，犯肺而咳，并上攻而头痛，阳不外达而手足厥；但有时因阳气振作，寒邪暂时被抑，又不呕不渴，手足不厥，头亦不痛。

本证的邪正胜负，全从呕上认出，因为如果不呕，就是胃阳充实，咳厥头痛，也都不至于出现。反之，若胃阳不振而呕，则咳厥等症，即随之而来，病的变化始终以胃阳为主，故称阳明病。

本条头痛好像太阳病，厥又似乎少阴病，但太阳头痛和少阴的厥，都是持续性的，本条是不呕时则不厥，头亦不痛，故知不是太阳少阴。

本条的治法当参考243、309、328等条。

（二）辨风热循经上逆

【原文】阳明病，但头眩不恶寒，故能食而咳，其人咽必痛，若不咳者，咽不痛。（198）

【解释】阳明病的辨证要点之一是不恶寒，阳明中风的辨证要点之一是能食，本证不恶寒，而食欲比较正常，肯定是阳明中风无疑，是由于风热上攻而头眩。手阳明与手太阴的经络相络属，足阳明之别下络喉嗌，足阳明之正经，上循咽，出于口，风热循经上行犯肺时，病人必咳嗽，同时也咽痛，如不咳则风热不循经上逆，咽亦不痛。

按：上条不能食手足厥，本条能食不恶寒。上条咳而呕，本条咳而咽痛。上条头痛，本条但头眩。上条还有无汗、小便利等症，对比说明上条是阳明中寒，寒而兼饮；本条是阳明中风，风而兼热。上条不呕不咳，手足不厥者头不痛；本条不咳者，咽不痛，这一切都充分体现出证候间的相互关系，从而认识到辨证的重要意义。

总结：阳明病，虽然是实热病，但素禀不足的，化热化燥，迟缓无力。因此在治疗时，清下不可过剂，甚至有的还应予以温化，如食欲不强者，饮水则哕者，食谷欲呕者，小便不利者，无汗身如虫行皮中状者，此种类型名曰久虚或名中寒。

潮热、谵语、腹满、痞硬，都是阳明的见证，但潮热须与烦热鉴别。烦热属表闭，脉当浮，潮热属里实，热将潮时，脉象至少亦浮而紧实。谵语为里热里实，下之即愈，如兼阴虚较重者为郑声，多死证，谵语直视喘满或下利亦死。腹满属胃家实者宜下，如由于脾气不运或肝气横逆者，又不可下。心下痞硬，有由于蓄水者，有由于太阳误下成痞者，有由于少阳而影响者，均需与胃中有宿食者鉴别。

太阳、阳明俱能致衄，但阳明之衄必口干、鼻燥与太阳不同。

此外，寒浊在胃，上攻而呕、咳、头痛、手足厥冷，风热循经上逆而咳、咽痛等症，当掌握病变的重点和特点，方不致为其次要症状所混淆。

第四节　阳明兼证

一、兼太少未罢

（一）太阳未罢

1.兼太阳表虚的证治

【原文】阳明病，脉迟，汗出多，微恶寒者，表未解也，可发汗，宜桂枝汤。（234）

【解释】汗出是太阳中风和阳明病共有的症状，但阳明病是濈然微汗出，里已燥则周身无汗，若汗出较多，并与恶寒同见，即是太阳中风表虚证未解，当先用桂枝汤解外。

本条当与208条参看。

2.兼太阳表实的证治

【原文】阳明病，脉浮，无汗而喘者，发汗则愈，宜麻黄汤。（235）

【解释】喘，是太阳和阳明共有的症状，但阳明的喘是因腹满，并在里已化热时濈然微汗出，而太阳的喘，是表邪郁闭，必脉浮而周身无汗。本症无汗而喘与脉浮兼见，乃是兼太阳表实证，故当先用麻黄汤发汗。

发汗则愈，是指喘证说的，在表解喘止后，仍当治阳明病。

（二）兼太阳少阳

里气壅实，先刺治腹满，后解太少

【原文】阳明中风，脉弦浮大而短气，腹都满，胁下及心痛，久按之气不通，鼻干不得汗，嗜卧，一身及目悉黄，小便难，有潮热，时时哕，耳前后肿，刺之小瘥，外不解，病过十日，脉续浮者，与小柴胡汤。（231）

脉但浮，无余证者与麻黄汤；若不尿，腹满加哕者，不治。（232）

【词解】

①腹都满：是从心下至小腹全都胀满。

【解释】本条是风热症状，三阳证俱有，但以腹满为主，故名阳明中风。

脉象弦是少阳，浮是太阳，大是阳明，说明风热已侵入三阳。少阳经脉，从耳后入耳中，出走耳前，故耳前后肿。足少阳经脉布胁肋，是动则病心胁痛，故胁下及心皆痛。三焦不利，故小便难。太阳表证未解，故无汗。无汗小便难，则湿不下出，热不外越，故郁蒸而发黄。阳明经脉起于鼻，循腹里，故鼻中干燥。热在肌肉，故身重，嗜卧。里气壅实，故腹都满。热入阳明之腑，故潮热。里热不下，泄而上冲，故时时哕。

综合以上症状来看，本病是由于经络闭塞，湿热内郁，导致病势严重，此时用汗法则与严重的腹满不宜，用下法又与经络之邪不宜。同时本病是以腹满为主症，小便不利为关键，故不用药物而采用刺法，使经络疏通，小便通利，湿热宣泄，腹满减轻后再酌情用药。

刺后有两种不同转归：一是小便不但不通利，反而不尿，腹满不但不减而且加重，间歇发作的时时哕，变为连续不断，这是胃败，为不治之证。一是小便通利，腹满减除，但少阳证仍在，十余日后脉搏仍浮的，是病机仍向外，可用小柴胡汤枢转少阳，使邪外出。或少阳症状亦已解除，只脉浮无汗的，可用麻黄汤解太阳之表。

（三）少阳未罢

1. 兼呕而苔白者，先解少阳

【原文】阳明病，胁下硬满，不大便而呕，舌上白苔者，可与小柴胡汤，上焦得通，津液得下，胃气因和，身濈然汗出而解。（230）

【解释】本条的胁下硬满而呕属少阳，不大便虽属阳明，但舌苔白而不黄，说明胃腑尚未燥实，故本证的不大便，是因少阳的枢机不利、津液不能下达而胃气不和所致，病机以少阳为主，故治以小柴胡汤。

服小柴胡汤后，少阳的枢机和，胁下即不硬满，气机通畅，则上焦得通，津液得下，即不上作呕。津液能还入胃中，则胃气和而大便通，津液散布于皮毛，则濈然汗出，使外邪由汗而解。

从本条可以看出，少阳不但能输转于内外，亦能输转于上下。

2.兼胸胁满者，先解少阳

【原文】阳明病，发潮热，大便溏，小便自可，胸胁满不去者，与小柴胡汤。（229）

【解释】病由少阳传入阳明，故往来寒热转为日晡所潮热，但大便溏而不硬，小便自可而不数，并且胸胁满的症状仍在，说明病机仍侧重于少阳，应当先治外后治内，仍用小柴胡汤以解少阳之邪。

胸胁满是少阳的症状，从文中"不去"来领会，乃是胸胁满的症状发生在潮热以前，说明阳明病是由少阳传入的，同时也可以看出，潮热一症，仅是病邪初入阳明，还不能作为攻下的主症。

二、兼发黄

（一）阳明发黄的病机

【原文】阳明病，无汗，小便不利，心中懊憹者，身必发黄。（199）

【解释】发黄的原因，主要是湿热相合，有湿无热，有热无湿，都不能发黄。

本证小便不利，则湿无下出之路，无汗则热无外越之机，以致湿热郁蒸于内，而心中懊憹不安，故可知其身必发黄。

（二）火劫发黄证

【原文】阳明病被火，额上微汗出，而小便不下利者，必发黄。（200）

【解释】阳明病为里热实证，若用火劫，是以热助热。津液素亏者，被火劫后则津液不足，故小便不利而仅额上汗出，最后因"两阳相熏灼"而发黄。

（三）发黄偏里的证治

【原文】阳明病，发热汗出者，此为热越，不能发黄也，但头汗出，身无汗，齐颈而还，小便不利，渴饮水浆者，此为瘀热在里，身必发黄，

茵陈蒿汤主之。（236）

【解释】 上条额上微汗出，不等于有汗，故必发黄。本条头汗出，是氤氲不断，甚至如蒸笼出气，汗出较上条多，但其汗齐颈而止，周身无汗，这更能说明是热不得越而瘀在里。热瘀于里，因渴引水浆；小便不利，则湿不得下出，湿热郁蒸，故必发黄。头汗出，有由于结胸者，有由于热结在胸胁者，俱不是发黄证，若与小便不利并见，则必发黄。

方后注云："一宿腹减。"据此可知本条当有腹满症。

原方注解

茵陈蒿汤方

茵陈蒿六两　栀子十四枚（擘）　大黄二两（去皮）

上三味，以水一斗二升，先煮茵陈，减六升，纳二味，煮取三升，去滓，分三服，小便当利，尿如皂荚汁状，色正赤，一宿腹减，黄从小便去也。

方解： 三味都是味苦性寒的药物，苦能燥湿，寒能胜热，且茵陈、栀子通利小便，大黄泄热，故为治发黄的主方。

（四）郁热在里身黄的辨证

【原文】 伤寒七八日，身黄如橘子色，小便不利，腹微满者，茵陈蒿汤主之。（260）

【解释】 伤寒必周身无汗，七八日说明热已逐渐由表传里；小便不利，腹微满，是湿热在里的见症；身黄如橘子色，是黄而鲜明，为阳黄的特征，此属郁热在里的身黄，故以茵陈蒿汤主之。

（五）发黄偏表的治法

【原文】 伤寒瘀热在里，身必黄，麻黄连轺赤小豆汤主之。（262）

【解释】 发黄虽然必须无汗与小便不利并见，但二者有程度上的不同，因此治疗重点也就不同，如以小便不利为主，必身无大热，腹满或微满，当利湿兼泄热，以茵陈蒿汤主之；若无汗为主，小便虽亦不利，但不甚明显，腹亦不满的，当解表兼利湿，麻黄连轺赤小豆汤主之。

麻黄连轺赤小豆汤方

麻黄二两（去节） 连轺二两（连翘根是） 杏仁四十个（去皮尖） 赤小豆一升 大枣十二枚（擘） 生梓白皮一升（切） 生姜二两（切） 甘草二两（炙）

上八味，以潦水一斗，先煮麻黄再沸，去上沫，纳诸药，煮取三升，去滓，分温三服，半日服尽。

方解： 本方是麻黄汤去桂枝加连轺、赤小豆、生梓白皮和姜枣而成。麻、杏、姜、枣发散表邪，使热外散；赤小豆清热利小便，使湿热下出；梓白皮苦寒，能散湿热之邪；连轺根下热气，故本方为解表清热利湿剂。潦水是积存的雨水，取其味薄而不助湿的意思。

（六）发黄偏热的证治

【原文】 伤寒身黄发热，栀子柏皮汤主之。（261）

【解释】 本条虽亦小便不利，但不如茵陈蒿汤的里证明显，虽亦无汗，但不如麻黄连轺赤小豆汤证的表证明显，故以清热为主，用栀子柏皮汤方。

栀子柏皮汤

肥栀子十五个（擘） 甘草一两（炙） 黄柏二两

上三味，以水四升，煮取一升半，去滓，分温再服。

方解： 栀子泄三焦火兼利小便；柏皮治五脏肠胃热结黄疸，故用之以泄热邪；甘草和药性，以防苦寒伤胃，故本方适用于里热较重而湿轻的发黄证。

（七）寒湿发黄

【原文】 伤寒发汗已，身目为黄，所以然者，以寒湿在里不解故也，

以为不可下也，于寒湿中求之。(259)

【解释】以上几条的发黄，都是小便不利与无汗所致，本条是发汗以后出现身黄，说明不是湿热而是寒湿。

寒湿发黄，是平素即因脾不健运，具有内湿的因素，发汗后则脾阳更虚，寒湿更盛而发黄。

黄是脾之色，脾恶湿，脾被湿困，故发黄。但发黄有属寒、属热的不同，属于湿热的其色鲜明，并伴有其他实热症状，如小便赤，渴饮水浆等；属于寒湿的，其色晦暗，并伴有其他虚寒症状，如小便清，口中和，脉沉迟等症状。在治疗上湿热之黄，当清热利湿。寒湿之黄，当温中化湿，条文所云"于寒湿中求之"，即指出了治疗原则。

三、兼瘀血及热陷血分

(一)兼瘀血喜忘的证治

【原文】阳明证，其人喜忘者，必有蓄血，所然者，本有久瘀血，故令喜忘^①，屎虽硬，大便反易，其色必黑者，宜抵当汤下之。(237)

【词解】

①喜忘：言语动作，随过随忘。

【解释】本条的主要特征是喜忘，主要病因是蓄血，大便色黑而硬，又易排出，是诊断的依据。

"本有久瘀血"是发病前肠中即有瘀血，发病后，热与瘀血相合，以致血并于下，气并于上，乱而喜忘。大便色黑，是因肠中瘀血，混入粪便，血性濡润，故大便虽硬而排出反易。当以下瘀血为主治，宜抵当汤。

(二)热入血分，下后有瘀血和便脓血的不同

【原文】病人无表里证，发热七八日，虽脉浮数者，可下之，假令已下，脉数不解，合热^①则消谷喜饥，至六七日，不大便者，有瘀血，宜抵当汤。(257)

【词解】

①合热：热入与胃气相合。

【原文】若脉数不解，而下不止，必协热便脓血也。（258）

【解释】病人已发热七八日之久，既没有头痛、恶寒等表证，又没有潮热、谵语等里证，而脉搏浮中兼数，是热不在气分而在血分，故可考虑用下法。

血分有热，下后可能有两种不同的转归，一是血分之热已解，脉静身凉，症状好转；一是脉不浮而仍数，是血分之热，向里与胃热相合，则出现消谷喜饥的症状。

血分之热与胃热相合后，可能下后，接着就不断下利，血随热下，必便脓血。也可能下后又七八日不大便，则血无出路，必留滞肠中而为瘀血，当用抵当汤下之。

本条说明无表里证的发热、脉数，是热在血分，血分之热与气分之热不同，气分之热昼重夜轻，口渴欲饮水，舌上有苔；血分之热是夜重昼轻，舌绛无苔，燥而不渴，可用清荣汤一类方剂治之。

四、热入血室

【原文】阳明病，下血谵语者，此为热入血室①，但头汗出者，刺期门，随其实而泻之，濈然汗出则愈。（216）

【词解】

①血室：即子宫。

【解释】妇女前阴下血，同时又谵语，这是阳明的邪热波及子宫，迫血下行所致。热由子宫随冲脉上逆，故头汗出；胞脉属于心而络于胞，热扰心神故谵语。肝藏血，血分有热肝脏必实，故刺肝之募穴期门以泻之。刺后濈然汗出，是经络疏通，邪热外散的现象，故为病愈。

总结：阳明病，若兼太、少二经之邪热未解时，当根据先汗后下的原则，先解太、少之邪为主，兼少阳表虚有汗者，治以桂枝汤；表实无汗者，治以麻黄汤，兼少阳者，治以小柴胡汤。待二经之邪退，再根据具体症状治阳明。若阳明同时兼有太、少二经之证涉及经络，病情复杂，施治困难时，可采用刺法。

阳明发黄，多由湿热蕴蒸或热邪亢盛所致，湿热发黄主要是因无汗、小便不利，热不能外越，湿不能外出而成，治法以清利湿热为主，偏于里者用茵陈蒿汤，偏于表者用麻黄连翘赤小豆汤，表证与里证俱不明显者用栀子柏皮汤。但湿热发黄，必有明显的热证，与寒湿发黄在症状与治疗上自有严格的区别，不可混淆。

素有瘀血者，患阳明病后，亦常形成蓄血证，其特点为喜忘，屎虽硬，大便反易其色必黑，可用抵当汤攻逐瘀血。阳明之热有时亦可侵及血分，其特点为无表里证，发热、脉浮数持续不解，可根据情况，或用下法，或用清法。

妇女患阳明病，热迫子宫而下血者，为热入血室，不可误认其有谵语一症，以为腑实证而乱施攻下，可刺期门，以泄肝热，则病可痊愈。

第三章　少阳病

少阳为少火，为嫩阳，如日之初出，具有活泼的生气。因为是阳之初生，故名一阳。

三焦之源出于肾，与心包相表里，肾阳上行外达，心包敷布君火下行，都取道于三焦。又，中焦如沤，以腐化水谷，蒸腾津液；上焦如雾，熏肤充身泽毛；下焦如渎，以通调水道，下输膀胱。因此，三焦为水火之道路，游行于上下内外，以成其温煦长养的作用，故为孤府，为游部。

足少阳经脉，从目锐眦，循头角，走耳前后，循颈至肩，下达胁肋，络肝属胆。再从季胁，走膝正外，达于足部。

手少阳经脉，起于小指次指之端，循臂上肩，入缺盆，布膻中，散络心包，下膈，循属三焦。其支者，从膻中，上出缺盆，上项，经耳前后，至目锐眦。

少阳的部位，为半表半里，上至胸中，上至胁下，以及躯壳以里，肠胃之外，如肓膜等处，都属少阳所主，重点在胁下。

胁肋的部位，不上不下，不前不后；肓膜诸外，外连皮腠，内连脏腑，不内不外，故少阳一经，是阳气上下升降，内外出入的枢纽，故少阳为枢。枢不利，则往来寒热，为少阳的热型。

少阳胆居于胁下，与肝木同居，受邪则少火被郁，风火相煽，出现口苦、咽干、目眩。口、咽、目都是孔窍，能开能合，既不属表，也不属里，而是表里出入之路，也是枢象。

既然少阳为枢，所以太阳病能传入少阳，再由少阳内入阳明。若少火衰，又可进入三阴。相火敷布于内，是厥阴的作用，枢转于外，是少阳的作用。且三焦与心包，胆与肝，经络相通，脏腑相连，故少阳厥阴相表里。

第一节　少阳病纲要

一、太阳病提纲

【原文】少阳之为病，口苦、咽干、目眩也。（263）

【解释】口苦，是邪从火化；咽干，是火盛灼津；目眩，是风火上煽。这三个症状，都有少火被郁的表现，故为少阳病的特征。

太阳病口中和，阳明病口燥渴，少阳病只是苦，只是干，虽不和，亦不燥渴，介于太阳和阳明之间。

口苦、咽干、目眩，虽然皆属少阳，但其中目眩一症，是少阳的特征。如果仅是口苦咽干，而目不眩，也可能是阳明即将化燥，还不能完全证明是风火上煽。

少阳目眩，和有水饮之头眩不同。水饮的头眩，目光明了；风火上煽的目眩，目光昏晕，甚则发赤。

二、少阳中风的症状及治禁

【原文】少阳中风，两耳无所闻，目赤，胸中满①而烦者，不可吐下；吐下则悸而惊。（264）

【词解】

①满：闷的感觉。

【解释】本证的目赤，两耳无闻，胸中烦满，都是风火被郁，循经上逆所致。但胸中虽然烦满，却不是有形的实邪，故不可吐下。若误认为实满而吐下之，则心气必伤，神无所主，因神虚火扰，而出现惊悸。

本条两耳无所闻，与目赤并见，是风火上攻，必两耳有如蝉鸣，与75条汗后心悸的耳聋不同。

三、少阳伤寒的症状和治禁

【原文】伤寒，脉弦细，头痛、发热者，属少阳。少阳不可发汗，发

汗则谵语，此属胃。胃和则愈，胃不和，烦而悸。（265）

【解释】少阳的脉弦细，细是和浮大对比说的。既不如太阳之浮，又不如阳明之大，故称弦细。与少阴之细不同。

伤寒脉不浮紧而弦细，头痛发热，而不恶寒亦不恶热，为病在少阳的特征。病既不属太阳，即不可发汗。若误发其汗，则必谵语。谵语是误汗伤津，胃家转燥，上扰神明而致。轻者，可能因津液逐渐恢复，使胃气和而谵语自止；重者兼心烦心悸，就必须予以治疗（治法可参考107条）。

上条因"胸中满而烦"，指出不可吐下，其实也不可发汗。本条因"头痛发热"，指出不可发汗，其实也不可吐下。两条合看，说明治少阳病有汗吐下三禁。

四、病入少阳，宜小柴胡汤

【原文】本太阳病不解，转入少阳者，胁下硬满，干呕，不能食，往来寒热。尚未吐下，脉沉紧者，与小柴胡汤。（266）

【解释】太阳病不解，未经吐下，证由发热恶寒变为往来寒热，脉由浮紧变为沉紧，并且又有胁下硬满、干呕不能食等症状出现，说明病已转入少阳，故以小柴胡汤枢转少阳之邪外出。若已经吐下，脉沉紧而无柴胡证者，即非少阳，应另行考虑治法。

按：少阳病少有自发的，有由太阳转属的，本条就是太阳病转属少阳，并指出治疗方法。

五、太阳病自愈的脉象

【原文】伤寒三日，少阳脉小者，欲已也。（271）

【解释】少阳伤寒和中风，一般于三日即脉证明显具备。若三日证不明显而脉反小，小为邪衰，是病将自愈的现象。

六、根据胃气的强弱，辨三阴是否受邪

【原文】伤寒三日，三阳为尽，三阴当受邪，其人反能食而不呕，此为三阴不受邪也。（270）

【解释】脾胃为后天之本，三阴的屏障，如果脾胃阳衰，病邪就容易

向三阴发展，入太阴则腹满而吐，食不下；入少阴则欲吐不吐，或吐利交作；入厥阴则饥而不欲食，食则吐蛔。伤寒三日，病人不但不吐利，反能食不呕，说明其中阳不虚，病就不能传入三阴。

上条"伤寒三日，少阳脉小者，欲已也"，本条"此为三阴不受邪"，5条"伤寒二三日，阳明少阳证不见者，为不传"，同样说明六经发病，有其一般的规律。但须以脉证为主，不可计日论经。

总结：少阳病有自发的，有由太阳转属的。

自发的少阳病，是少火内郁，以口苦、咽干、目眩为主要症状。若目赤耳鸣，胸中烦满的，为少阳中风；若脉弦细，头痛，发热的，为少阳伤寒。

自发的少阳病，一般于第三日脉证具备，若三日不见少阳证而脉反小，为邪将自罢。又，若三日反能食不呕，是不但少阳不受邪，同时也可以知道不能传入三阴。

续发的少阳病，多因太阳病不解而转属少阳，病变部位在两胁，有胁下硬满，往来寒热等症状，论中名曰柴胡证。

少阳病不在表，故不可发汗；非有形之实热，故不可吐下。此为治少阳病的三禁。

第二节 少阳病治法

一、小柴胡汤证

（一）太阳病转属少阳的证治

【原文】伤寒五六日，中风，往来寒热，胸胁苦满，嘿嘿不欲饮食，心烦喜呕。或胸中烦而不呕；或渴；或腹中痛；或胁下痞硬；或心下悸，小便不利；或不渴，身有微热；或咳者，小柴胡汤主之。（96）

【解释】少阳的主要部位是胁下。胁下是半表半里，外与太阳相连，故太阳伤寒于五六日后，往往能侵入胁下，而出现少阳证。若太阳中风，则善行数变，往往不需五六日。

邪入半表半里，正气与之相争，正气胜而向外，则发热不恶寒；邪气胜而向内，则恶寒而不发热。故往来寒热，为邪入少阳的热型。阳气郁于胸胁，不能外达，则感觉满闷。心主被郁，神机不畅，则嘿嘿不欲言语而心烦。半里之邪，迫近于胃，木邪克土，则不欲饮食而喜呕。以上为小柴胡汤的四大主症，故用小柴胡汤，枢转少阳之邪外出。

但是少阳为游部，其气通行于上中下三焦，故邪入少阳，又能波及其他脏腑，而发生许多兼症。如热郁于胸，涉及心主而不涉及胃，则胸中烦而不呕；若涉及阳明，有逐渐化燥的趋势，则渴；若涉及太阴，使脾络不通，则腹中痛。若邪结于胁下，则不仅是满，而且痞硬；若影响三焦通调水道的功能，则小便不利，使水气凌心而悸；若病势仍偏于太阳，则口不渴而身仍微热；若涉及肺气则咳。这些兼症，应以小柴胡汤随症加减治之。

本条是小柴胡汤证的典型症状。尤其"苦""喜""欲"三字，描绘病情，非常逼真。"苦满"，是病人以满为苦；"喜呕"，不是真呕；"不欲食"，不是不能食。这些病情，都有自觉症状，既不同于太阳，也不同于阳明，而是邪在半表半里的特征。

小柴胡汤方

柴胡半斤　黄芩三两　人参三两　半夏半升（洗）　甘草（炙）　生姜（切）各三两　大枣十二枚（擘）

原方注解

上七味，以水一斗二升，煮取六升，去滓，再煎取三升，温服一升，日三服。若胸中烦而不呕者，去半夏、人参，加瓜蒌实一枚；若渴，去半夏加人参，合前成四两半，栝楼根四两；若腹中痛者，去黄芩加芍药三两；若胁下痞硬，去大枣，加牡蛎四两；若心下悸、小便不利者，去黄芩加茯苓四两；若不渴、外有微热者，去人参加桂枝三两，温覆微汗愈；若咳者，去人参、大枣、生姜，加五味子半升，干姜二两。

方解： 柴胡升发，助少阳之气达于外；黄芩苦寒，使少阳之火清于里；半夏开结气，降逆止呕；甘草和药性；姜枣调荣卫。凡邪入少阳，已意味着正气不足，故加人参扶正。

加减法： 若胸中烦而不呕，是热内扰而胃不虚，故不用半夏之降，人参之补，而加苦寒之瓜蒌实，以荡中之热。渴是津液不足，故去半夏之燥，加人参、栝楼根生津。腹中痛是脾络不通，去黄芩之苦寒凝敛，加芍药破阴结，通脾络。胁下痞硬，是邪结有形，故去大枣之壅满，加牡蛎以软坚。小便不利、心下悸，是水气凌心，恐黄芩寒伤君火，故去之，加茯苓保心气而利水。不渴外有热，是病邪未全离太阳，故不用生津之人参，加解外之桂枝取微汗。咳是寒邪犯肺，故不用人参之补，与生姜之散，加干姜以温肺，五味以敛肺。

（左侧竖排）原方注解

（二）小柴胡证的病理分析，及渴属少阳或阳明的鉴别

【原文】 血弱气尽[①]，腠理开，邪气因入，与正气相搏，结于胁下。正邪分争[②]，往来寒热，休作有时，嘿嘿不欲饮食。脏腑相连，其痛必下，邪高痛下，故使呕也。小柴胡汤主之。服柴胡汤已，渴者，属阳明，以法治之。（97）

【词解】

①血弱气尽：气血不足的意思。

②分争：即纷争。

【解释】 小柴胡证的病机是：患中风或伤寒后，因阳气消耗而气血不足，腠理不固，表邪长驱直入，邪入半表半里，即形成了小柴胡汤证。

"结于胁下"，是解释胁下苦满和痞硬；"正邪分争"，是解释往来寒热；"嘿嘿不欲饮食"，是阳气不能枢转外出，少火被郁所致。

"脏腑相连"等四句的意思，是说人体的内部脏器，相互之间，有密切的关系。脏与脏之间，脏与腑之间，既能互相制约，也能互相传变。如邪入胁下，胆能传肝，肝能克脾，脾能传胃。因此邪的部位虽高居胁下，也能使脾络不通而腹痛；胃气不舒而呕吐。痛和呕，虽然部位有上下之

分，但其原因，都是因邪结胁下所致，故以小柴胡汤主之。

少阳和阳明的分界，应从呕和渴来鉴别。呕多，仍属少阳；渴，才是属于阳明。小柴胡证，虽然也能有渴，但为或然证，同时又必与其他柴胡证兼见，只是涉及阳明，而不是正式的阳明病。如果用小柴胡汤随症加减治疗后，其他柴胡证罢，而渴的，才是转属阳明。或清或下，当根据阳明的治法处理，就不可再用小柴胡汤了。

（三）少阳兼太阳未罢的证治

【原文】伤寒四五日，身热恶风，颈项强，胁下满，手足温而渴者，小柴胡汤主之。（99）

【解释】少阳的经脉，从头走颈，布胁肋。故伤寒四五日，身热恶风，同时又颈项强、胁下满，是太阳之邪尚未全解而又转入少阳。渴是小柴胡汤的兼症。身热恶风，虽属太阳未罢，但手足不热而温，说明表证已轻，病以少阳为主，故以小柴胡汤主之。

本条的辨证关键，在"手足温而渴"。因为太阳和阳明是手足热；少阴和厥阴是手足寒；太阴虽然手足温，但不当渴；阳明虽然渴，但手足当热，今手足温与渴并见，故知属少阳。

本证应根据小柴胡汤的加减法施治，以口渴身热，故当去半夏；加栝楼根、人参、桂枝，温覆取微汗。

（四）使用小柴胡汤时，但见一症便是；误治后，柴胡证仍在的亦用之

【原文】伤寒中风，有柴胡证，但见一证便是，不必悉具。凡柴胡汤病证而下之，若柴胡证不罢者，复与柴胡汤；必蒸蒸而振，却复发热汗出而解。（101）

【解释】小柴胡汤的作用，是枢转半表半里之邪，向外透达，其主症有四，或然症有七，但临床不必诸症悉具，只要见到其中之一，而这一症状又能够说明邪在半表半里时，即当用之。

误下后柴胡证仍在，即仍与小柴胡汤，这和太阳病下后，仍欲解外，即与桂枝汤的道理相同。其发生战汗的道理，已见149条。

（五）误治后，柴胡证罢者，不可与柴胡汤

【原文】若已吐、下、发汗、温针，谵语，柴胡汤证罢，此为坏病。知犯何逆，以法治之。（267）

【解释】本条的吐、下、发汗、温针，是误治的举例，并非诸法皆用。谵语是坏病的举例；包括其他变证在内。

误治后是否成为坏病，应从柴胡证罢与不罢来认识。149条"柴胡证仍在者，复与小柴胡汤，此虽已下之不为逆"，说明虽经误下，但柴胡证仍在，即不为坏病，仍可用小柴胡汤。本条柴胡证已罢，是少阳枢机已坏，故为坏病。当根据治疗经过和变证，予以救治。

二、大柴胡汤证

（一）太阳兼心下急者用大柴胡汤

【原文】太阳病，过经十余日，反二三下之，后四五日，柴胡证仍在者，先与小柴胡汤。呕不止，心下急①，郁郁微烦者，为未解也，与大柴胡汤下之则愈。（103）

【词解】

①心下急：胃部拘急不舒展。

【解释】本条从"柴胡证仍在"的"仍"字，和"呕不止"来推测，知在未下前即已出现柴胡汤证，并且病人有很明显的兼呕，或兼阳明可下之证。伤寒的治则是"呕多，虽有阳明证，不可攻之"，但医者只见到阳明之实，忽视少阳之呕，反二三下之，下后幸未变成坏病，柴胡证仍在，故先与小柴胡汤以解少阳。

服小柴胡汤后，呕当止，如仍不止，且心下拘急，是邪已偏于半里。小柴胡汤不能开半里之结，故治以大柴胡汤。

呕和烦，是大小柴胡汤的共有症状，惟"心下急"比之"胁下痞硬"已偏于里，为大柴胡汤的独有证，也是辨证关键。

本条的"下之"，是下气分之结，指"心下急"说的，和承气汤之下燥屎硬便不同。

大柴胡汤方

柴胡半斤　黄芩三两　芍药三两　半夏半升（洗）　生姜五两（切）　枳实四枚（炙）　大枣十二枚（擘）

上七味，以水一斗二升，煮取六升，去滓再煎取三升，温服一升，日三服。一方，加大黄二两，若不加，恐不为大柴胡汤。

按：《玉函经》《外台秘要》，"再煎"下有"取三升"三字，本条当是脱简。

方解：本方是从小柴胡汤加减而成，因未离少阳，故仍用柴胡、黄芩，用半夏开结止呕，姜枣和荣卫。但有心下急，甚至痞硬的症状，故不用人参、甘草之补，加枳实、芍药以破结。

本方一方有大黄，这原是一方二法，大便秘结者，加入大黄为宜。

（二）少阳兼心下痞硬者，用大柴胡汤

【原文】伤寒发热，汗出不解，心下痞硬，呕吐而下利者，大柴胡汤主之。（165）

【解释】心下痞硬比上条的心下急更进一步，由于心下痞硬致胃气升降失常，故呕吐而兼下利。本证似泻心汤证，但泻心汤证之吐利，不当发热，今与发热并见，9条云："呕而发热者，柴胡汤证具。"是犹在少阳，因此当与柴胡汤。痞硬不在胁下而在心下，已偏半里，故不用小柴胡汤而用大柴胡汤。

本条之呕吐，一方面由于胃气升降失常，但与发热并见，也说明为正气向外。同时发热一症，汗出不解，也说明热不仅发于太阳，且已涉及少阳的半表半里。

三、柴胡汤加减法

（一）兼潮热下利者，用柴胡加芒硝汤

【原文】伤寒十三日不解，胸胁满而呕，日晡所发潮热，已而微利。

此本柴胡证，下之以不得利，今反利者，知医以丸药下之，此非其治也。潮热者，实也。先宜服小柴胡汤以解外，后以柴胡加芒硝汤主之。（104）

【解释】本条也是从矛盾的症状中追求原因和治法。胸胁满而呕，是少阳；日晡潮热属阳明，这是少阳兼阳明，当先用小柴胡汤解外，后用有大黄的大柴胡汤。但少阳兼阳明，不当下利，即便是曾用过大柴胡汤下之，也当一利即止，诸症消失，不当仍胸胁满而呕，更不当有"已而"之利。今"已而微利"，与潮热、胸满、呕并见，可知是用的烈性丸药，而不是用的大柴胡汤。因为烈性丸药，不但不能枢转少阳，并且只能开大便之硬，不能去肠中之热，因此胸胁满呕仍在，而潮热亦不除。当先用小柴胡汤解少阳，再以柴胡加芒硝汤涤肠中之热。

原方注解

柴胡加芒硝汤方

柴胡二两十六铢　黄芩一两　人参一两　甘草一两（炙）　生姜一两（切）　半夏二十铢（本云五枚，洗）　大枣四枚（擘）　芒硝二两

上八味，以水四升，煮取二升，去滓，纳芒硝，更煮微沸，分温再服，不解更作。

方解：此方是取小柴胡汤原剂量的三分之一加芒硝而成。因大便虽通，潮热仍在，因用芒硝泄里热，加入少量柴胡汤，以防有少阳未尽之邪下陷。

（二）太阳病不解，初入少阳的证治

【原文】伤寒六七日，发热微恶寒，支节①烦疼，微呕，心下支结②，外证未去者，柴胡桂枝汤主之。（146）

【词解】

①支节：四肢关节。

②心下支结：心下感觉支撑满闷，即胸胁苦满之最轻者。

【解释】发热微恶寒，支节疼痛，这是伤寒的表证仍在。但虽不是喜

呕，而已微呕，虽未胸胁苦满，而已心下支结，这是病已初步进入少阳。故当用柴胡桂枝汤太少两解。

按：小柴胡汤的加减法云："若不渴，外有微热，去人参加桂枝。"本条是柴胡桂枝汤，两方虽然都是太少两解，但前者太阳表证极轻，而少阳证已很明显；后者太阳表证明显，而少阳证极轻，故方剂不同。

李克绍伤寒论讲义

原方注解

柴胡桂枝汤方

桂枝一两半（去皮） 黄芩一两半 人参一两半 甘草一两（炙） 半夏二合半（洗） 芍药一两半 大枣六枚（擘） 生姜一两半（切） 柴胡四两

上九味，以水七升，煮取三升，去滓，温服一升。本云：人参汤，作如桂枝法，加半夏、柴胡、黄芩，复如柴胡法。今用人参作半剂。

方解：本方即小柴胡与桂枝汤各取其半量而成的复方。取其分走太少，祛邪外出。

（三）柴胡证汗下后伤津里寒的证治

【原文】伤寒五六日，已发汗而复下之，胸胁满，微结，小便不利，渴而不呕，但头汗出，往来寒热，心烦者，此为未解也，柴胡桂枝干姜汤主之。（147）

【解释】胸胁满、微结、往来寒热、心烦，都是小柴胡汤证。头汗出，是少阳枢转不利，郁阳上蒸，故当从少阳论治。

小便不利与渴并见，有由于蓄水的，有由于伤津液的。由于蓄水的，当有心下悸，或少腹里急、消渴，或水入则吐等症状。本条既没有这些症状，又是发生于汗、下以后，可知不是蓄水，而是津液不足所致。渴而不呕，又好像已离开太阳转属阳明，但阳明之渴，小便当数，大便当硬，而本证是小便不利，可知不是阳明。那么不呕，也必是因下而少阳枢机被挫的缘故。因此仍以小柴胡汤加减主治。

柴胡桂枝干姜汤方

柴胡半斤　桂枝三两（去皮）　干姜二两　栝楼根四两　黄芩三两　牡蛎二两（熬）　甘草二两（炙）

上七味，以水二斗二升，煮取六升，去滓，再煎取三升，温服一升，日三服。初服微烦，复服，汗出便愈。

方解：本文是小柴胡汤的加减方。不呕，去半夏。渴，加栝楼根。微结，已近于胁下痞硬，故去大枣加牡蛎。虽小便不利，但不是蓄水，故不加茯苓，亦不去黄芩。下后里阳受挫，蒸腾津液无力，故加干姜。因用干姜，故去生姜。加桂枝是助柴胡解外之力。初服微烦，是干姜、栝楼根已起到蒸腾津液的作用，但虽烦而未能作汗，复服则柴胡、桂枝即起到枢转达表的作用，故汗出即愈。本方的加减范围较大，且以柴胡、桂枝、干姜为主要药物，故另立方名叫柴胡桂枝干姜汤。

（四）误下而少阳枢机不利的证治

【原文】伤寒八九日，下之，胸满烦惊，小便不利，谵语，一身尽重，不可转侧者，柴胡加龙骨牡蛎汤主之。（107）

【解释】伤寒八九日，病有转属少阳的趋势，当用小柴胡汤加减以枢转少阳。医者反用下法，即是误治，下后胸中满而烦，是少火被郁。惊是因误下而心神不安。小便不利，是下后三焦失职。一身尽重不可转侧，是少阳的枢转不利。谵语是胃不和。此即下后柴胡证仍在，故仍从小柴胡汤加减，以柴胡加龙骨牡蛎汤主治。

柴胡加龙骨牡蛎汤方

柴胡四两　龙骨　黄芩　生姜（切）　铅丹　人参　桂枝（去皮）　茯苓各一两半　半夏二合半（洗）　大黄二两　牡蛎一两半（熬）　大枣六枚（擘）

上十二味，以水八升，煮取四升，纳大黄，切如棋子，更煮一两沸，去滓，温服一升。本云：柴胡汤，今加龙骨等。

方解：本文即小柴胡汤去甘草，加茯苓、桂枝、龙骨、牡蛎、铅丹。小柴胡汤枢转少阳之邪，加桂枝助具解外。茯苓利小便，大黄和胃，龙骨、牡蛎、铅丹镇静收敛，以安心神。凡水气、胀满不是因虚寒所致者，俱不宜甘草，故去之。

四、热入血室

（一）热随经陷的证治

【原文】妇人中风，发热恶寒，经水适来，得之七八日，热除而脉迟身凉，胸胁下满，如结胸状，谵语者，此为热入血室也。当刺期门，随其实而取之。（143）

【解释】妇人患太阳中风的同时，适逢行经，七八日后，表热已去，身体凉和，脉搏也转迟，这很像是病已痊愈，但又出现了胁下满闷及谵语等症，这就不是热除病愈，而是表热乘虚下陷于血室所致。冲脉起于胞中，挟脐上行，至胸中而散。血室之热，随冲脉上逆，实于肝的部位，故胸胁下满。胞脉属于心而络于胞，血室之热，因胞脉上扰心神，故谵语。此证热在血室，实在肝经，肝主藏血，故刺肝的募穴期门，就邪热之结实处刺之，以泄其血分之热，即可痊愈。

（二）血因热结的证治

【原文】妇人中风，七八日，续得寒热，发作有时，经水适断者，此为热入血室。其血必结，故使如疟状，发作有时，小柴胡汤主之。（144）

【解释】妇人患太阳中风后，又逢行经，但于七八日后，经水忽然中断，接着，发热恶寒的热型，变为发作有时的往来寒热。这不是月经当止，而是表热下陷于血室之中，使血室未尽之血，与热相结而不能不行的缘故。血室亦在躯壳之里，肠胃之外，故亦能往来寒热，发作有时。用小柴胡汤枢转其半表半里之热外出，血室不热，即可痊愈。

（三）热随血出的证治

【原文】妇人伤寒，发热，经水适来，昼日明了，暮则谵语，如见鬼状者，此为热入血室。无犯胃气及上二焦，必自愈。（145）

【解释】妇人在伤寒发热的时期，经水适来。同时白天清醒，夜间谵语，这是热入血室，迫血下行，不是正常月经，而是子宫出血。血继续下行，则血室之热继续外出，即可不治自愈。

"无犯胃气及上二焦"，是说此证的谵语，不是胃家实，不可用承气一类的药物。热随血去，自会痊愈，等于衄乃解，也无需刺期门和服小柴胡汤。

热入血室的谵语，与胃家实之谵语不同，胃家实之谵语，不分昼夜，是半朦胧状态。热入血室之谵语，是昼止夜作。因为白天热随卫气行于阳，故昼日明了，夜随卫气行于阴，故暮则谵语。且其谵语不是朦胧状态，而是如见鬼状。

总结：少阳的部位，在半表半里，故有汗、吐、下三禁，只宜枢转，以小柴胡汤为主。影响及胃，偏于里而心下急，或痞硬吐利的，用大柴胡汤。

柴胡汤的运用原则有三：①但见一症便是，不必悉具。②误治后柴胡证仍在者，仍与小柴胡汤，柴胡证罢者不可与。③应随症加减，如柴胡桂枝汤、柴胡桂枝干姜汤、柴胡加芒硝汤、柴胡加龙骨牡蛎汤等。④血室亦属半表半里，故亦适用小柴胡汤。

第三节　柴胡汤辨证

一、少阳兼里虚，先补后散

【原文】伤寒，阳脉涩，阴脉弦，法当腹中急痛，先与小建中汤。不瘥者，小柴胡汤主之。（100）

【解释】阳脉涩，是中焦虚而营卫化源不足，中焦既虚，气血即不能畅达，不通则痛。弦脉主痛，故阴脉弦。此为伤寒兼里虚证。里虚的应先救其里，故先与小建中汤。

服汤后中焦不虚，则脉当不涩，腹当不痛，若脉不涩而仍弦，腹仍痛的，为邪入少阳。

服汤前之腹痛，是因中焦虚，服汤后之腹痛是小柴胡汤的兼症，当治以小柴胡汤去黄芩加芍药。

腹痛一症，有属太阴虚的，有由少阳影响脾络不通的，两者当从脉象之涩与不涩、弦与不弦，及腹痛之急与不急来辨证。

二、阳微结和纯阴结的辨证

【原文】伤寒五六日，头汗出，微恶寒，手足冷，心下满，口不欲食，大便硬，脉细者，此为阳微结①，必有表，复有里也。脉沉，亦在里也。汗出为阳微。假令纯阴结②，不得复有外证，悉入在里，此为半在里半在外也。脉虽沉紧，不得为少阴病。所以然者，阴不得有汗，今头汗出，故知非少阴也，可与小柴胡汤。设不了了者，得屎而解。（148）

【词解】

①阳微结：阳气微结于内而不能行于外的意思。

②纯阴结：阴寒结聚。

【解释】本条的微恶寒，手足冷，口不欲食，脉细等症，颇似少阴病，但少阴病是里寒，决不能头汗出，今病人头汗出，说明不是少阴病，而是阳郁于里，不能外达而上蒸所致，故虽有手足冷、脉细，也只能用阳气郁结来解释。

另一辨证关键是"必有表，复有里"。因为阳郁于里，必是表邪外束，本证既然头汗出，那么微恶寒即是表证，不能作为少阴里证的恶寒来看待。

心下满是阳结的部位，不欲食是因胃气失降，不大便是因津液不能下达。掌握这一辨证关键，便能从同中辨异，不但脉细不能误认为少阴病，即使脉沉，也只能说明是热结在里，甚至脉沉紧，也不至于误认为少阴病了。病既是阳微结，即当枢转阳气外达，故以小柴胡汤主之。

本证心下虽满，却未拘急痞硬，大便虽硬，也只是因上焦不通，津液不下，故勿需用大柴胡汤。服小柴胡汤，气机通畅后，大便自能通调。如仍不遗调，就不属少阳了，必须再服大柴胡汤或调胃承气汤，以通利其大便。

三、误下里虚与柴胡汤的辨证

【原文】得病六七日，脉迟浮弱，恶风寒，手足温。医二三下之，不能食，而胁下满痛，面目及身黄，颈项强，小便难者，与柴胡汤，后必下重①。本渴饮水而呕者，柴胡不中与也。食谷者哕。（98）

【词解】

①后必下重："后"指大便，下重是重坠不爽。

【解释】本条的脉迟浮弱，恶风寒，手足温，即伤寒系在太阴。脉迟为脾阳不足，即有腹满，亦只当温而不当下。今医者于六七日后，竟二三下之，使脾更伤，气血凝滞，故胁下满痛。脾虚不能散精，三焦失职，故颈项强，小便难。小便难则内湿不化，故面目及身黄。脾虚不能运化，故不能食，甚至饮水即呕，食谷即哕。

本条的手足温，不能食，胁下满痛，颈项强，渴，呕等症，虽极似小柴胡证，但胁下满痛为太阴下后胸下结硬的轻症，手足温是中阳不足，不能食、呕、哕等症，是中阳不运，故只可温化，不能用小柴胡汤。若误用之，即因柴胡的开提使下焦阳气更虚，黄芩的苦寒，使中焦更寒，出现大便亦不爽、重坠急迫的症状。

本条的辨证关键是"本渴饮水而呕"。因为柴胡证，虽然也有渴和呕，但渴是由于胃家渐燥，呕是枢转不利，都与饮水无关，本症的渴是脾不散精，呕是水入不运，故饮水则呕，不饮不呕。食谷则哕，更是胃中虚冷的严重病变。

四、太阳病脉浮细的转归

【原文】太阳病，十日以去，脉浮细而嗜卧者，外以①解也。设胸满胁痛者，与小柴胡汤；脉但浮者，与麻黄汤。（37）

【词解】

①以：与已通。

【解释】太阳病十日以后，脉浮中兼细，病人没有什么痛苦，只是喜欢躺卧的，其脉细为外邪已衰，嗜卧是体力疲惫现象，虽犹见浮，也属病将痊愈。若病人胸满胁痛，是邪已转属少阳，浮细亦必将转为弦细，当治以小柴胡汤。若但浮不细，既不是痊愈，也不是转入少阳，必然表证仍在，就当与麻黄汤解表。

本条的精神，是示人临床应脉症结合，有是症便用是药，不可拘于日数。

五、辨上热下寒的腹痛欲呕

【原文】伤寒，胸中有热，胃中有邪气，腹中痛，欲呕吐者，黄连汤主之。（173）

【解释】胃阳不足的病人，患伤寒后，影响胃的运化，则胃寒生浊，因而腹痛欲呕，阳气因浊邪阻碍，不能下交，因表邪郁闭，又不能外达，以致胸中有热，故当于解表之中，兼清上热，温下寒，以黄连汤主之。

原方注解

黄连汤方

黄连三两　甘草三两（炙）　干姜三两　桂枝三两（去皮）　人参二两　半夏半升（洗）　枣十二枚（擘）

上七味，以水一斗，煮取六升，去滓。温服，昼三夜二。

方解：本方即半夏泻心汤的加减方。因腹痛去黄芩，兼表热加桂枝。黄连清胸中之热，干姜温胃中之寒，半夏降逆止呕，参、草、大枣扶正健脾。本方与半夏泻心汤相较，泻心汤是浊邪结于一处，本文是寒热分据上下，故泻心汤去渣再煎，本方只煎一次。前者是取其味，以辛开苦降；后者是取其气，以寒热分治。

六、极吐下后的辨证

【原文】太阳病，过经十余日，心下温温①欲吐而胸中痛，大便反溏，腹微满，郁郁微烦。先此时自极吐下②者，与调胃承气汤。若不尔者，不可与。但欲呕，胸中痛，微溏者，此非柴胡汤证，以呕，故知极吐下也，

调胃承气汤。（123）

【词解】

①温温：与愠愠同，即欲吐不吐的感觉。

②自极吐下：指自己用过大吐大下的药物而言。

【解释】太阳病过经十余日，有传入阳明或少阳的可能，腹微满，郁郁微烦，是阳明的见证，但胸中痛，大便反溏，又显然不是阳明所应有的症状，因此需结合问诊。如果在这一系列的症状出现之前，病人自行用过烈性丸药，大吐大下的，这些药物只能下大便，不能清肠热，故大便虽溏而腹仍微满，郁郁微烦。同时因吐伤胸阳，也能导致胸痛和温温欲吐。因此大便虽溏，而腹微满，郁郁微烦的症状仍在，就仍应以调胃承气汤下其未尽之热。若病未经大吐大下，那就应另行考虑，不可与调胃承气汤。

另外，温温欲吐，胸中痛，又好像柴胡证，但仔细分析，欲吐究竟不等于喜呕，胸中痛究竟不等于胸胁苦满，尤其大便溏一症，柴胡证更不当有，所以说"此非柴胡证"。

本条以"微溏"断定非柴胡证。又"微溏"与问诊结合，断定是"自极吐下"。

总结：少阳脉弦细，但若阴脉弦而阳脉涩者，应先补太阴后解少阳。脉虽细而兼浮，嗜卧者为外已解，兼胸胁痛者，才是转入少阳。又有阳郁于里不能枢转外出而脉细者，当从有无头汗，以与少阴之细相鉴别。

少阳喜呕，胸胁苦满，但上热下寒，腹痛欲呕，又兼胸中有热，是黄连汤证；温温欲吐，胸中痛是极吐下所致；饮水始呕是太阴本虚，俱不可用小柴胡汤。

少阳手足温，但脉不弦细而浮缓，或浮弱兼迟，便非少阳，而是在太阴。

少阳兼症有腹痛，但腹痛急且阳脉涩的是兼太阴里虚。腹一痛则欲呕，又是胃中有邪气，俱非小柴胡汤证。

第四节　合病并病

一、合病

（一）太阳与阳明合病下利的治法

【原文】太阳与阳明合病①者，必自下利，葛根汤主之。（32）

【词解】

①合病：二经或三经的症状同时出现叫合病。

【解释】阳明是津液之腑，患太阳表证后，因表邪郁闭太重，迫使津液不得宣泄，往往下趋大肠而下利。这种下利是表闭所致，是极轻度的水泻，故用葛根汤解表升津即可痊愈。

（二）太阳与阳明合病，不下利但呕的证治

【原文】太阳与阳明合病，不下利但呕者，葛根加半夏汤主之。（33）

【解释】上条是迫津下行，本条是迫津上逆，病机相同，故于葛根汤中加半夏以降逆止呕。

原方注解

葛根加半夏汤方

葛根四两　麻黄三两（去节）　甘草二两（炙）　芍药三两　桂枝二两（去皮）　生姜二两（切）　半夏半升（洗）　大枣十二枚（擘）

上八味，以水一斗，先煮葛根、麻黄，减二升，去白沫，纳诸药，煮取三升，去滓，温服一升，覆取微似汗。

（三）太阳阳明合病，喘而胸满的证治

【原文】太阳与阳明合病，喘而胸满者，不可下，宜麻黄汤。（36）

【解释】胸中外连太阳，下接阳明，若表邪外束，里气上壅，能使肺

气不宣而作喘，因喘而胸满，麻黄汤有解表邪、宣肺气的作用，故主之。本证的胸满是因喘而致，且满在胸而不在腹，故不可下。

（四）太少合病下利或兼呕的证治

【原文】太阳与少阳合病，自下利者，与黄芩汤；若呕者，黄芩加半夏生姜汤主之。（172）

【解释】太阳与少阳合病，太阳之表证未解，少阳之少火内郁，阳气不能枢转向外，必迫而向内，影响肠胃，因出现或利或呕。当以清少阳之火为主，用黄芩汤，兼呕的加半夏、生姜。

按： 太阳阳明合病者，必自下利，不利亦必呕，因为并见下利或呕，才是阳明亦病。太阳少阳合病，下利不是绝对的，也可能下利，也可能不下利，也可能利而兼呕，但必兼口苦，此属热利。

原方注解

黄芩汤方

黄芩三两　芍药二两　甘草二两（炙）　大枣十二枚（擘）

上四味，以水一斗，煮取三升，去滓，温服一升，日再夜一服。

黄芩加半夏生姜汤方

黄芩三两　芍药二两　甘草二两（炙）　大枣十二枚（擘）　半夏半升（洗）　生姜一两半（一方三两，切）

上六味，以水一斗，煮取三升，去滓，温服一升，日再夜一服。

方解： 黄芩苦寒，能清三焦之火以止利；芍药苦平，泄热而敛阴；甘草、大枣健脾固津而和中。若呕者再加生姜、半夏，宣胃降逆以止呕。本方即小柴胡汤去解外之柴胡，补中之人参，加芍药而成，因已里热下利，不宜柴胡之升提，故去之。

（五）三阳合病自汗出的证治

【原文】三阳合病，腹满身重，难以转侧，口不仁[①]，面垢[②]，谵语，

遗尿。发汗则谵语，下之则额上生汗，手足逆冷。若自汗出者，白虎汤主之。（219）

【词解】

①口不仁：即口之运动感觉迟钝。或指言语不利，或指口不知味俱通。

②面垢：面部油腻污浊，是高热所致。

【解释】腹满、身重、口不仁、面垢、谵语，是热在阳明；难以转侧，是热在少阳；遗尿是热在太阳；所以叫作三阳合病。若再见自汗出，是表邪已解，里热更盛，故当以白虎汤清之。

本证里热已盛，故忌汗，发汗则津液更伤，谵语更重。热而未实，故忌下，下之则阳气内伤，手足逆冷，虚阳上奔，额上生汗。指出忌汗忌下，衬托出当用清法。阳明之热一清，则太少之兼症亦即消失。

（六）三阳合病盗汗出的脉证

【原文】三阳合病，脉浮大，上关上①，但欲眠睡，目合则汗。（268）

【词解】

①上关上：浮大的脉搏从关部上连寸部。

【解释】浮是太阳的脉象，大是阳明的脉象，浮大的脉从关部上连寸部，表示里热外连太阳，但欲眠睡，是胆热太盛，所以叫作三阳合病。

"目合则汗"就是盗汗，为由无汗到自汗的中间阶段，即201条所说的"但浮者，必盗汗出"。本证与上条"自汗出者"相比，阳明之热虽然稍差，但也不可汗下。

本条与上条虽然都叫三阳合病，但都以阳明为重点，太阳少阳的症状，是由阳明波及的。

二、并病

（一）二阳并病的证治

【原文】二阳并病，太阳初得病时，发其汗，汗先出不彻，因转属阳明，续自微汗出，不恶寒。若太阳病证不罢者，不可下，下之为逆；如此可小发汗。设面色缘缘①正赤者，阳气怫郁在表，当解之熏之②。若发汗不彻，不足言③；阳气怫郁不得越，当汗不汗，其人躁烦，不知痛处，乍在腹中，乍在四肢，按之不可得，其人短气但坐，以汗出不彻故也，更发汗则愈。何以知汗出不彻？以脉涩，故知也。（48）

【词解】

①缘缘：连绵不断的意思。

②熏之：古时发汗法之一，将地烧热，铺以桃叶、桑叶等，令病人卧其上；或用盆盛热汤，令病人坐其上，覆以被，使其出汗。

③不足言：此处是指发汗轻微没有达到目的的意思。

【解释】从开始至"不恶寒"为一段，说明二阳并病的原因和经过。"若太阳病证不罢者"至"当解之熏之"为一段，说明表邪极轻的当用熏法解之。"若发汗不彻，不足言"至文末为一段，说明发汗过于轻微，或当汗不汗，阳气郁闭太重时，应更发汗。

短气烦躁，即大青龙汤证之不汗出而烦躁，"不知痛处，乍在腹中，乍在四肢，按之不可得"，与大青龙证之"身不痛但重，乍有轻时"亦基本相同，脉涩亦必涩而有力，与大青龙证之浮缓有力亦基本相同。"更发汗则愈"，虽未指出方剂，但大青龙汤可考虑采用。

本条应注意的几点：一是续自微汗出，不恶寒，指出二阳并病的发展趋势，是太阳病必罢，迟早要并入阳明。二是太阳病证不罢者不可下，下之为逆，指出二阳并病的治疗原则是先表后里。三是脉涩，此处的涩和"涩者死""趺阳脉浮而涩"，虽然都是脉不流利，但后者是阴不足，必涩而无力，前者是荣卫流行不畅，必涩而有力，此与《内经》上"涩者阳气有余，为身热无汗""脉涩者，阴气少，阳气多也"的脉象相同，亦即大青龙证脉浮缓的意思。

（二）太少并病，偏重太阳的证治和治禁

【原文】太阳与少阳并病，头项强痛，或眩冒，时如结胸，心下痞硬者，当刺大椎第一间①、肺俞②、肝俞③，慎不可发汗。发汗则谵语，脉弦，五日谵语不止，当刺期门。（142）

【词解】

①大椎第一间：在第七颈椎和第一胸椎棘突之间，主治外感风寒疟疾，头项强痛，背膊拘急等症。

②肺俞：当第三、第四胸椎棘突之间，脊柱旁开一寸五分。主治外感上气，喘满咳嗽等症。

③肝俞：当第九、第十胸椎棘突之间，脊柱旁开一寸五分。主治气痛呕酸，胸满，胁痛，黄疸等症。

【解释】头项强痛是太阳病，眩冒是并病少阳，心下痞硬，时如结胸，也是由于阳气不能枢转，影响及胃所致。

太阳当汗，但少阳忌汗，故采用刺法，兼泻太少经络之邪。265条说："少阳不可发汗，发汗则谵语，此属胃，胃和则愈。"若本证误汗后，经过一候，津液渐回，胃气当和，谵语当止。若仍不止，且脉象见弦，则谵语不是胃不和，而是肝气实，故又当刺期门以泻之。

（三）太少并病，偏重少阳的证治和治禁

【原文】太阳、少阳并病，心下硬，颈项强而眩者，当刺大椎、肺俞、肝俞，慎勿下之。(171)

【解释】本条和上条的病机基本相同，只是上条是头项强痛或眩冒，本条是颈项强而眩冒；上条是时如结胸，心下痞硬，有时也不结胸，不痞硬，而本条正是心下痞硬。从以上症状分析，可知上条犹偏于太阳，因指出不可发汗，本条痞硬已定型，因指出不可下。其实汗吐下三法，都是少阳所禁，故两条应合看。

（四）太少并病，误下的坏证

【原文】太阳、少阳并病，而反下之，成结胸，心下硬，下利不止，水浆不下，其人心烦。(150)

【解释】太少并病的眩冒、心下痞硬等症，是因少火内炽，胃气受制所致，不是胃家实，故当刺忌下。若误下之，则表邪内陷即成结胸；肠胃更虚，即下利不止，水浆不下；少火不伸，则其人心烦，因形成邪实正虚难治的坏病。

总结：两经或三经同时发病的叫合病。一经症状未罢，又出现另一经症状的叫并病。治疗原则有三：①分清主次掌握重点；②先表后里；③勿犯任何一经的禁忌。

例如：太阳阳明合病下利或呕，重点在太阳，用葛根汤；太阳少阳合病，自下利或呕者，重点在少阳，用黄芩汤；三阳合病，自汗出者，重点在阳明，用白虎汤。又如：太阳阳明并病，应先表后里，先汗后下；太阳少阳并病，太阳应汗，但少阳禁汗，故用刺法。

合病并病，不但三阳经有，三阴经也有。不过病入三阴，总以温里为主，即阴经与阳经合病，也应先温后汗，不同于三阳的复杂，因此也就没有三阴合病并病的名词。

第四章　太阴病

太阴属脾与肺。脾与胃以膜相连，而为胃行其津液，脾能散精于肺。肺朝百脉，输精于皮毛，以营养全身。因其向外发挥作用，故太阴为开。

太阴有权，则散精四布，太阴失职，则津液不输，寒湿内盛，能上吐下利。这就是太阴主湿的道理。

太阴主升，阳明主降；太阴主湿，阳明主燥；二者经络相连，互相制约，相辅相成，故二经相表里。

足太阴脾的经脉，起于足大趾，由膝股内侧入腹，属脾络胃，故太阴受病，必出现脾胃症状。手太阴肺，外主皮毛，其经脉属肺络大肠，其见症多散见于太阳篇中。

太阴为三阴之首，若太阴虚甚，则寒邪深入，即能传入少阴和厥阴。因此，太阴为三阴之屏障，和太阳是三阳之屏障同样重要。

太阴病既然是寒湿内盛，故以吐利腹满时痛为主症，以四逆辈为主要方剂。

第一节　太阴病纲要

一、太阴病提纲

【原文】太阴之为病，腹满而吐，食不下，自利益甚，时腹自痛。若下之，必胸下结硬。（273）

【解释】太阴主运化水谷，若太阴失职，运化无权，则食不下。不能散精，则寒湿内停，其腹必满。水湿上下分驰，则吐利交作。阴寒盛而脾络不通，则时腹自痛。

太阴和阳明，同属土而主中州，都有腹满的症状。但阳明的腹满是胃家实，为有形之滞在肠胃，故多兼见绕脐痛、潮热、不大便或大便硬等症，下之则愈。太阴之腹满是脾阳虚，为脏寒生满病，故多兼见吐利。且愈利愈寒，其满愈甚。阳明应下，太阴当温忌下；若下之则气血凝滞，必胸下结硬。

二、伤寒系在太阴的转归

【原文】伤寒脉浮而缓，手足自温者，系在太阴。太阴当发身黄，若小便自利者，不能发黄。至七八日，虽暴烦下利，日十余行，必自止；以脾家实，腐秽当去故也。（278）

【解释】本条与187条相同，应对照分析。187条是阳明燥化大过而大便硬，本条是阳明燥化有权而祛湿下出。

358条云："伤寒四五日，腹中痛，若转气下趋少腹者，此欲自利也。"是欲属太阴而下利。本条七八日后，下利日十余行，好像太阴的里证已现，病情加重，但"暴烦"一症，可以断定是阳回的吉兆。因为在三阴的阴寒证中，凡见到烦而不躁的，都是好现象，没有死证。并且本条虽然下利日十余行，但下后必觉得精神慧爽，故可知为阳气有权，祛湿下出的好转征象，不是病情加重。

三、太阴中风的症状和自愈的机转

【原文】太阴中风，四肢烦痛，阳微阴涩而长者，为欲愈。（274）

【解释】脾主四肢，风为阳邪。太阴中风，则风湿相搏于四肢，故四肢烦痛。

风脉本浮，如阳脉由浮转微，是风邪已经衰退；阴脉虽涩，而应指超长，长则气至，是由阴转阳的脉象，故为欲愈。

174条风兼表湿，相搏于太阳表位，则身体疼烦，脉浮虚而涩。本条风兼里湿，相搏于太阴四肢，则四肢烦痛。本证虽未指出未愈前的脉象，但从"阳微阴涩而长"来推测，当是阳浮而阴涩。

四、伤寒转入太阴下利的先兆

【原文】伤寒四五日，腹中痛，若转气下趋少腹者，此欲自利也。（358）

【解释】伤寒四五日，中阳渐衰，阴寒渐盛，若腹中疼痛，再觉有气下趋少腹，是寒邪入于太阴，为下利的先兆。

第二节　太阴病治法

一、伤寒系在太阴的治法

【原文】太阴病，脉浮者，可发汗，宜桂枝汤。（276）

【解释】素禀太阴不足的，患伤寒后，表邪引起里湿，系在太阴。脉也浮缓、浮涩而不浮紧。这样的病，去其外因，不使其内传，即可痊愈。但系在太阴，必里阳不足，且脉象浮缓，故不可峻汗，只能用桂枝汤，不能用麻黄汤。

太阴病脉浮，指初感无里证时而言。若四五日后，出现吐利等证时，脉必不浮，又当以温里为急，即不可用桂枝汤攻表了。

二、太阴脏寒的证治

【原文】自利不渴者，属太阴，以其脏有寒故也。当温之，宜服四逆辈。（277）

【解释】三阴俱有下利，太阴是寒湿内盛，故以自利不渴为特点，以温补中焦为主要治法，四逆辈，概括理中汤等而言。

第三节　误下转属太阴

一、误下转属太阴的证治

【原文】本太阳病，医反下之，因而腹满时痛者，属太阴也，桂枝加芍药汤主之；大实痛①者，桂枝加大黄汤主之。（279）

【词解】

①大实痛：痛而拒按。

【解释】太阳病误下后出现腹满时痛，重者按之亦痛，或痛不可按的，不可认为胃家实，乃表邪内陷，脾络不通所致。当用桂枝汤和荣卫，倍芍药破阴结、通脾络。大实痛者，芍药的力量，犹嫌轻微，故再少加大黄。

按：实在阳明，大便但硬者，腹不痛。若有燥屎，则绕脐攻冲作痛，病在肠内。实在太阴，是腹部弥漫性疼痛，痛在肠外之脾络。另外，本证之痛，有时拒按，故与虚寒性腹痛之喜温喜按不同。

桂枝加芍药汤方

桂枝三两（去皮）　芍药六两　甘草二两（炙）　大枣十二枚（擘）　生姜三两（切）

上五味，以水七升，煮取三升，去滓，分温三服。本云：桂枝汤，今加芍药。

桂枝加大黄汤方

桂枝三两（去皮）　大黄二两　芍药六两（切）　生姜三两（切）　甘草二两（炙）　大枣十二枚（擘）

上六味，以水七升，煮取三升，去滓，温服一升，日三服。

方解：桂枝汤调荣卫，畅血行，倍芍药，破阴结，通脾络。大实痛者，嫌芍药破结之力不足，故再加大黄。但只与二两，意味着多与为攻，少与为和。其目的不是泻胃家之实，而是通脾络之塞，这是治太阴和治阳明的不同处。

原方注解

二、胃弱者，大黄、芍药慎用

【原文】太阴为病，脉弱，其人续自便利，设当行大黄、芍药者，宜减之，以其人胃气弱，易动故也。（280）

【解释】用大黄、芍药，虽然是以通脾络为目的，但二者俱有泻性，与胃弱病人不宜，故误下后，如果不是一利即止，而是大便继续快利，脉搏又弱的，便是胃阳素弱，即使有腹满时痛，或大实痛等太阴证，亦应酌减其用量，以防发生寒中泻下的弊害。

总结：太阴病兼表时，手足自温的为伤寒，四肢烦痛的为中风，只要里证不重而脉浮，即当用桂枝汤发汗。

太阴里证，以腹满时痛为主症，有虚有实。属于脾脏虚寒的，食不下，吐利，以四逆辈温之；误下后表邪内陷，脾络不通的，属实，治以桂枝加芍药汤；大实痛者加大黄。

太阴病为脾阳不足，内有寒湿，故大便快利脉弱的，虽属实证，芍药、大黄亦应少用。反之，若阳明有权，又能祛湿下出，暴烦下利而自愈。太阴中风为里湿与表邪相搏于四肢，如见阳微阴涩而长的脉象，为表邪衰里阳复而欲愈。

第五章　少阴病

少阴主心肾，具水火二气。肾属先天，为元阴元阳之本，在正常情况下，水火以三焦为道路，以脾为中继，水升火降，心肾交济，如此则人即健康而无病。若受邪，非水虚即火虚，故少阴病有热化、寒化两大类型。病情严重时，阳竭则死，或阴阳绝离而死。

水之精为精，火之精为神，健康人精充神足，枢转外出则寤，枢转内入则寐，故少阴为枢。假如水火两虚，枢机不利，则呈现如醒不醒，似睡非睡的疲倦状态，为少阴病"但欲寐"的特征。

足少阴肾的经脉，从足小趾下面，斜走足心，循内踝之后入跟中。从股内上行，贯脊属肾络膀胱。其直者，从肾上贯肝膈，入肺中，循喉咙，挟舌本。手少阴心脉，起于心中，出属心系，下膈络小肠。其支者，从心系上挟咽，系目系。其直者，复从心系却上肺，出腋，下循臑内，下肘，抵小指之端。

少阴的来路是太阴，去路是厥阴。少阴又与太阳相表里，太阳误治易入少阴，少阴热化证，又有热在膀胱而便血的病。

第一节　少阴病纲要

一、少阴病提纲

【原文】少阴之为病，脉微细，但欲寐也。（281）

【解释】少阴病为水火两虚，心肾交惫。心藏神主火，肾藏精主水，火衰则阳气不能鼓舞,故脉微;水虚则脉搏不能充实,故脉细。精衰则体力疲乏,神虚则精神萎靡,病人即呈闭目懒言,蜷曲躺卧,似睡非睡的状态,这是心肾两虚,神机枢转不利的特征。

268 条"但欲眠睡",是热盛神昏;37 条"嗜卧",是外已解而体倦;本条"但欲寐",是神疲。三者病情不同,应细心体会。

二、少阴里寒证

【原文】少阴病,欲吐不吐,心烦,但欲寐。五六日,自利而渴者,属少阴也。虚故引水自救。若小便色白者,少阴病形悉具。小便白者,以下焦虚有寒,不能制水,故令色白也。(282)

【解释】欲吐不吐、心烦等症,固有因于实热者,但若与但欲寐并见,则属少阴虚寒。因少阴经脉从肺出,络心,注胸中,阴寒循经扰于胸中,故呈现欲吐,而又无物可吐,以致烦乱不宁。但这仅是初期症状,若此时失治,则五六日后,阴更盛,阳更虚,再出现自利而渴,并且小便色白,那就是最典型的少阴病了。

自利不渴属太阴,自利而渴才是少阴。这是因下焦元阳大虚,闭藏失职而自利,不能蒸腾津液上达而口渴,故自利而渴,为少阴病的特征之一。

但少阴病的口渴,只是发干,决不能消水,从"自救"二字体会,必是喜热饮而不能多,这和阳明的口渴不同。另一方面,阳明口渴时,必小便赤,而少阴则小便色清,这是里热与下焦虚寒的区别。

三、寒由太阳直转少阴的脉证

【原文】病人脉阴阳俱紧,反汗出者,亡阳也,此属少阴。法当咽痛而复吐利。(283)

【解释】脉阴阳俱紧,是太阳伤寒的脉象。但太阳伤寒,不应汗出,现在脉紧与汗出同时并见,就肯定不是太阳伤寒,而是病人真阳素亏,表里俱寒,经不起外邪的侵袭,此即少阴不能藏精而起亟,太阳即不能卫外而为固,因而出现直属少阴的脉证。

少阴既虚,寒邪深入,必将出现中阳不守而吐利,和阴寒循经上逆而咽痛等症状。

总结： 少阴病为阴阳俱虚，故以脉微细，但欲寐为提纲。少阴里证，以自利而渴，小便色白为特点，或兼吐利、咽痛等症。

阴不得有汗，但脉阴阳俱紧，反汗出时，即为亡阳而属少阴，此系病在太阳，虚在少阴，故当从少阴论治。

第二节　少阴兼表

一、少阴兼表的证治

【原文】 少阴病，始得之，反发热，脉沉者，麻黄细辛附子汤主之。（301）

【解释】 少阴病本不当发热，但因初得时，也是由表邪所引起，故发病的开始，也有发热的。这和阳明病本不当恶寒，初感亦有恶寒者的道理相同，不过轻微短暂而已。

少阴病发热，是寒邪郁闭在表，脉沉是阴寒深伏在里，此虽外见太阳，但可预测其必入少阴，故于始得之初，即当温经兼以解表，用麻黄细辛附子汤主之。

92条头痛发热，身体疼痛，是太阳受病，脉不当沉，故曰："反沉"。本条脉沉，无头痛、发热、身痛等症，是少阴病，不当发热，故曰："反发热。"从两"反"字，可以认出，脉证虽然相似，但重点不同，故分经时有太阳少阴之别。

92条太阳兼里寒，先温里后救表。本条少阴兼表热，是温汗兼施。从《内经》的"间者并行，甚者独行"来体会，92条除头痛、身痛外，其热必重，脉只是相对为沉（从"若不瘥"知之）。本条则脉当沉而不起，其发热亦当较轻。

麻黄细辛附子汤方

麻黄二两（去节）　细辛二两　附子一枚（炮，去皮，破八片）

上三味，以水一斗，先煮麻黄，减二升，去上沫，纳诸药，煮取三升，去滓，温服一升，日三服。

方解：麻黄解在表之寒邪，附子温少阴之里寒，细辛气味辛温雄烈，配麻黄以发汗，配附子以温经，尤具解少阴表证的专长。

二、少阴表证与里寒俱轻的证治

【原文】少阴病，得之二三日，麻黄附子甘草汤微发汗。以二三日无里证，故微发汗也。（302）

【解释】无里证，是指尚未出现吐利、心烦等症，说明邪尚在表，里寒不重，故用发汗法。但病至二三日，发热必较初得时更轻，细辛发汗力猛，故易以甘草，使其发汗的力量更为轻微缓和。

以上二条，俱当无汗，因为除非亡阳，一般的是阴不得有汗，故不必提出。上条亦当无里证，因为少阴病的第一日，一般都无里证。本条亦当反发热，因条文是根据上条而来，故均从略。

麻黄附子甘草汤方

麻黄二两（去节）　甘草二两（炙）　附子一枚（炮，去皮，破八片）

上三味，以水七升，先煮麻黄一两沸，去上沫，纳诸药，煮取三升，去滓，温服一升，日三服。

方解：本方即前方去细辛，加甘草。因表证更轻，故去细辛之辛烈，又加甘草以缓麻黄发汗的力量。

第三节　少阴寒化证治

一、少阴寒化证的治则

【原文】少阴病，脉沉者，急温之，宜四逆汤。（323）

【解释】少阴病脉沉，是阳气极虚，阴寒极盛，若不急温，则吐利、厥冷等症，就会相继而至。少阴篇和厥阴篇中的死证，大半是失于急温所致，故仲景特提出，以示人警惕。

二、少阴里寒和胸中痰实的鉴别

【原文】少阴病，饮食入口则吐，心中温温欲吐，复不能吐。始得之，手足寒，脉弦迟者，此为胸中实，不可下也，当吐之。若膈上有寒饮，干呕者，不可吐也，当温之，宜四逆汤。（324）

【解释】胸中实，是指胸中痰结阻塞，病在上而属实。膈上有寒饮，是指阳虚水饮不化，而上凌膈，病在下而属虚。故治疗上有当吐当温的不同。

饮食时，入口则吐，不食时又欲吐而不吐，这种病情，无论痰实阻塞，或寒饮上凌，都能出现。其鉴别是：胸中痰实的，因胸阳被阻，不能外达，一发病即手足寒，阻碍脉道的循行，脉必弦迟。寒饮凌膈的，是阳气逐渐耗衰，不能化食，脉当沉微，其手足寒是逐渐而来，并且饮上凌膈，当有干呕的症状。

三、阳虚寒湿不化，背恶寒的证治

【原文】少阴病，得之一二日，口中和，其背恶寒者，当灸之，附子汤主之。（304）

【解释】少阴阳虚，寒湿不化，故口中不苦不渴。阳气受阻，不能转行于背，故背恶寒。当以附子汤助阳化湿，或兼用灸法以祛寒通阳。

白虎汤的背恶寒，是口燥渴；附子汤的背恶寒，是口中和。两者有热结寒结的不同，但都是阳不外达，故都有背恶寒症。

附子汤方

附子二枚（炮，去皮，破八片）　茯苓三两　人参二两　白术四两　芍药三两

上五味，以水八升，煮取三升，去滓，温服一升，日三服。

方解：本方炮附子用至二枚，目的在于温补元阳。人参扶正，苓、术利湿，芍药配附子，有刚柔相济之妙。

四、寒湿内阻，身痛、骨节痛的证治

【原文】少阴病，身体痛，手足寒，骨节痛，脉沉者，附子汤主之。（305）

【解释】阳虚不能外达四肢，故手足寒；阳虚则阴盛，故脉沉；寒湿内阻，机关不利，则骨节痛；荣卫迟滞，则身体痛。此属阳虚兼寒湿，当补阳化湿，故以附子汤主之。

身体痛，骨节痛，常见于太阳伤寒。但手足不寒，脉搏不沉。现在手足寒与脉沉并见，可知不是表寒外束，而是寒湿内阻。

五、少阴阳虚有水气的证治

【原文】少阴病，二三日不已，至四五日，腹痛，小便不利，四肢沉重疼痛，自下利者，此为有水气。其人或咳，或小便利，或下利，或呕者，真武汤主之。（316）

【解释】少阴病，二三日不已，则寒邪逐渐深入，阳气逐渐虚衰，肾阳不足，则脾家无权，故四五日后，脾脏不能化湿而小便不利；湿阻太阴，脾络不通，则腹痛；寒湿迫于四肢，则四肢沉重；水湿下趋大肠，则自下利。证属阳虚水泛，故以真武汤温肾健脾利水。

咳、呕、下利，是水气的兼症，却非必具之症。小便不利，一般必有，但肾阳大虚不能固摄时，则小便反利。都应随症加减治疗。

本条与82条的见证虽不同，但病机都是阳虚水泛，故治法相同。

真武汤方

茯苓三两　芍药三两　白术二两　生姜三两（切）附子一枚（炮，去皮，破八片）

上五味，以水八升，煮取三升，去滓，温服七合，日三服。若咳者，加五味子半升，细辛一两，干姜一两。若小便利者，去茯苓。若下利者，去芍药，加干姜二两。若呕者，去附子，加生姜，足前成半斤。

方解：附子温肾化湿；白术健脾散湿；茯苓淡渗行湿；生姜辛散，通阳和胃；芍药利小便，兼制术附之燥。

咳是寒气犯肺，故加干姜、细辛温肺，五味敛肺。小便利者，无须利水，故去茯苓。下利是里寒太甚，故去芍药之苦泄，加干姜以温里。呕是水气上逆，故不用附子温下，加生姜以和胃止呕。

六、少阴下利的治法

【原文】少阴病，下利，白通汤主之。（314）

【解释】少阴病下利的特点，结合281条来看，应是脉微细，但欲寐，自利而渴，小便色白。

少阴病下利的病机，是下焦虚寒，不能固摄大便，故自利；不能蒸腾津液上达，故口渴；不能制水，故小便色白。治疗关键，在于温补下焦，引阳上达，故以白通汤主之。

白通汤方

葱白四茎　干姜一两　附子一枚（生，去皮，破八片）

上三味，以水三升，煮取一升，去滓，分温再服。

方解：附子温下焦之肾阳，以培其本。干姜温脾阳，从中以接之。葱白从至阴之中，达于上焦，引阳气外达。本方与四逆汤相比，四逆汤助阳由内达外，本方助阳由下通上。

七、服白通汤寒热格拒的证治

【原文】少阴病，下利，脉微，与白通汤。利不止，厥逆无脉，干呕烦者，白通加猪胆汁汤主之。服汤脉暴出者死，微续者生。（315）

【解释】少阴病下利脉微，虽然是白通汤的适应证，但阴寒极甚时，服药后往往出现寒热格拒的现象。不可认为药不对证而改弦更张，应当于原方中，再加开格拒的药物，并对预后作出正确的估计。

服白通汤，因寒热格拒，故干呕；姜附不能下行，不发挥作用，故利不止；阳被郁闭而不通，故手足逆冷加重而至于厥逆，脉搏也由微转无。为了消除格拒，故加入尿、猪胆汁。服汤后如脉搏逐渐恢复，这是阳回阴退的吉兆；若脉暴出，这不是阳回，而是回光返照，必死。

原方注解

白通加猪胆汁汤方

葱白四茎　干姜一两　附子一枚（生，去皮，破八片）　人尿五合　猪胆汁一合

上五味，以水三升，煮取一升，去滓，纳胆汁，入尿，和令相得，分温再服。若无胆亦可用。

方解：猪胆汁滋阴通脉，人尿引药下行，并且胆汁苦寒，人尿咸寒，又都与阴寒同气相投，故用之引药内入，以开格拒。

八、阴盛格阳，真寒假热的证治

【原文】少阴病，下利清谷，里寒外热，手足厥逆，脉微欲绝，身反不恶寒，其人面色赤。或腹痛，或干呕，或咽痛，或利止脉不出者，通脉四逆汤主之。（317）

【解释】本证的下利清谷，手足厥逆，脉微欲绝，是里寒；身反不恶寒，面色赤，是外热。这是由于阴寒太重，真阳不能内守，反被格于外的真寒假热证。

外热是假，里寒是真，故治疗时当以回阳为主。但脉微欲绝，阳气已近于渐灭，四逆汤犹嫌力量不足，故以通脉四逆汤主之。

通脉四逆汤方

甘草二两（炙）　附子大者一枚（生用，去皮，破八片）　干姜三两（强人可四两）

上三味，以水三升，煮取一升二合，去滓，分温再服，其脉即出者愈。面色赤者，加葱九茎。腹中痛者，去葱加芍药二两。呕者加生姜二两。咽痛者，去芍药加桔梗一两。利止脉不出者，去桔梗加人参二两。病皆与方相应者，乃服之。

方解： 通脉四逆汤，即四逆汤的重证。因阳气将脱，危在顷刻，四逆汤犹嫌病重药轻，故于四逆汤中倍干姜用大附子，使其迅速达到回阳的目的。

面赤是阳格于外，加葱白引阳返舍。腹痛是脾络不通，加芍药以通脾络。干呕是寒上凌胃，加生姜散寒和胃。咽痛是阴寒循经上逆，加桔梗以开提肺气。利止脉不出，是阴血已虚，加人参以补阴血。

九、少阴病，下利便脓血的证治

【原文】少阴病，下利便脓血者，桃花汤主之。（306）

【解释】少阴的经脉络小肠，如寒湿在里，致使经络滞涩血行不畅，即能下利脓血，以桃花汤主之。

桃花汤方

赤石脂一斤（一半全用，一半筛末）　干姜一两　粳米一升

上三味，以水七升，煮米令熟，去滓，温服七合，纳赤石脂末方寸匕，日三服。若一服愈，余勿服。

方解： 赤石脂燥湿止血。粳米留连药性，固护胃气。血虽阴类，但需恃阳气和以运之，故少加干姜，以收行血止血之效。

十、桃花汤的典型症状

【原文】少阴病，二三日至四五日，腹痛，小便不利，下利不止，便脓血者，桃花汤主之。（307）

【解释】小肠寒湿，不能泌别水分以入膀胱，故小便不利，下利不止；寒湿阻滞，故腹痛；伤及血分，故下利脓血。本条说明，凡因寒湿血行不畅所致的便脓血，即是桃花汤的适应证。

十一、少阴病下利脓血，可用刺法治疗

【原文】少阴病，下利便脓血者，可刺。（308）

【解释】少阴病的下利脓血，虽因于寒湿，却是影响少阴的经络所致。故除服桃花汤外，又可兼用刺法，使经络疏通，血脉畅行，更能收到满意的效果。

十二、津虚阳陷的证治

【原文】少阴病，下利，脉微涩，呕而汗出，必数更衣，反少者，当温其上，灸之。（325）

【解释】脉微为阳虚，脉涩为津少。阳虚不能固摄则下利；津少又无物可下，故大便次数多而量少。这已形成阳虚气坠的现象。呕是阴寒上逆，汗出为阳已不能卫外，这虽是阴阳俱虚，但以阳虚为主。阳气如能升举，下利即可痊愈，故用灸法以升下陷之阳。

本条的脉微、呕利、汗出等症，应是四逆汤的适应证，但脉涩，大便数而量少，却为阴血已虚，姜附即非所宜，故用灸法。

所谓"温其上"，即当灸百会，是"病在下，取之上"的意思。

总结：少阴寒化证，是少阴的典型病。由于少阴火虚，从水化而为寒，症状多见但欲寐、厥逆、吐利、脉微细、沉迟或沉紧。治疗以扶阳抑阴为主。

但病情不同，方剂即须随症化裁。例如：四逆汤以回阳为主，若再兼有格阳外热，或脉微欲绝，或汗出而厥，只要见其中之一，即说明病情危急，即须改用通脉四逆汤。白通汤以通阳为主，阳为阴闭，较四逆汤更为

严重，服药格拒的，再加人尿、猪胆汁。附子汤补阳化湿，适用于阳气素虚，内湿不化，背恶寒，或身痛、骨节痛的病人。真武汤助阳镇水，适用于阳虚有水气，小便不利，四肢沉重，腹痛下利的病人。

掌握扶阳诸方的运用，虽然是治少阴寒化证最重要的一环，但更重要的是见机预防，如见脉沉者，即当急温之。

此外，有因阳虚津少，治不宜姜附的，当用灸法。经络不利，便脓血的，用桃花汤燥湿止血，或兼用刺法。

第四节　少阴热化证

一、少阴热化证治

【原文】少阴病，得之二三日以上，心中烦，不得卧，黄连阿胶汤主之。（303）

【解释】少阴病但欲寐，是邪气从水而化寒，若心烦不得卧，不得眠，是邪气从火而化热。故以育阴泄热为治。

原方注解

黄连阿胶汤方

黄连四两　黄芩二两　芍药二两　鸡子黄二枚　阿胶三两（一云三挺）

上五味，以水六升，先煮三物，取二升，去滓，纳胶烊尽，小冷，纳鸡子黄，搅令相得，温服七合，日三服。

方解：黄连、黄芩清心热，以下交于肾；阿胶滋肾阴，以上承于心。鸡子黄补心血，芍药泄热和阴。

二、热在膀胱的症状和预后

【原文】少阴病，八九日，一身手足尽热者，以热在膀胱，必便血也。（293）

【解释】少阴病为里病，即便是热化证，亦为里热，亦不当一身手足尽热。若于八九日后，出现一身手足尽热，这是热在膀胱。因为膀胱主一身之表，邪热外燔，故能一身手足尽热。膀胱又为多血之经，热入膀胱，故能迫血下行而便血。

按：本证须清解膀胱之热，柯韵伯主张用黄连阿胶汤或猪苓汤，有参考价值。

总结：少阴热化证，是水虚而火亢，以心烦不得卧、不得眠为特点，脉细沉数，舌赤少苔。若水升而火降，即可自愈；若水亏而热炽，又能热在膀胱，一身手足尽热而便血。一般无死证。

第五节　类少阴病

一、下焦湿热，心烦不得眠的证治

【原文】少阴病，下利六七日，咳而呕渴，心烦不得眠者，猪苓汤主之。（319）

【解释】下利与咳呕渴并见，是有水气的特征。心烦不得眠，说明本证不是虚寒所致。这是由于膀胱湿热，尿窍不利，水气不能出下窍，而上犯肺则咳，犯胃则呕，湿热内阻，正津不布则渴，乘心则烦，下趋大肠则利。故当以清湿热、利下窍的猪苓汤主治。

二、阳被湿郁的证治

【原文】少阴病，四逆，其人或咳，或悸，或小便不利，或腹中痛，或泄利下重者，四逆散主之。（318）

【解释】湿郁于里，阳气不能外达，故四逆；湿邪郁滞，则腹中痛，其痛是绵绵下坠；湿趋大肠，外出不爽，则泄利下重；湿郁下焦，泌别失职，则小便不利；水气上泛，又能犯肺而咳，凌心而悸。当升阳导滞，故以四逆散主之。

本证五个"或"字，其中咳和悸是兼症。小便不利虽然也是兼症，但临床一般常见。至于腹中痛和泄利下重，是本条的主症，二者至少亦必见其中之一。至于四逆，必在阳郁过甚时出现，阳郁不重，可能不四逆。因此临证时，只要具备了主症，即使不四逆，也用本方。

四逆散方

甘草（炙） 枳实（破，水渍，炙干） 柴胡 芍药

上四味，各十分，捣筛，白饮和服方寸匕，日三服。咳者，加五味子、干姜各五分，并主下利。悸者，加桂枝五分。小便小利者，加茯苓五分。腹中痛者，加附子一枚，炮令坼。泄利下重者，先以水五升，煮薤白三升，煮取三升，去滓，此散三方寸匕，纳汤中，煮取一升半，分温再服。

方解： 枳实破滞气；芍药破阴结，利小便；柴胡引阳气外达；甘草调中气。

加减法： 咳加干姜五味，助肺气之开合，二药又能温中固肾，故并主下利。小便不利加茯苓以利水。悸是心阳不振，寒水凌心，加桂枝宣心阳。腹中痛，加附子助阳气以化湿。泄利下重，是阳气下陷，加薤白疏滞气以通阳。

三、寒浊阻塞，吐利烦躁的证治

【原文】 少阴病，吐利，手足逆冷，烦躁欲死者，吴茱萸汤主之。（309）

【解释】 本证由于胃寒生浊，痰涎阻塞中焦，故心中痞闷，烦躁难忍。寒浊阻塞，升降失常，故上吐下利。阳气不能外达，故手足厥冷。吴茱萸汤，辛温滑利，有温中降浊的作用，故主之。

本证吐利、厥冷、烦躁，好像阴阳离绝的死证。但病人烦躁欲死，辗转呼号，不同于阳光欲熄，精神萎靡的烦躁，为虚中夹实的病变，故属可治。

四、燥屎宿食、口燥咽干的证治

【原文】 少阴病，得之二三日，口燥咽干者，急下之，宜大承气汤。（320）

【解释】少阴的经脉，挟咽喉，系舌本。得病二三日，即口燥咽干，是必为宿食内结，又兼少阴津液素亏，故一见到宿食特征时，即应急下，以防津液内竭，陷于不可挽救的地步。

五、宿食内结，自利清水的证治

【原文】少阴病，自利清水，色纯青，心下必痛，口干燥者，可下之，宜大承气汤。（321）

【解释】心下痛，为宿食内结的征象。肠胃欲驱积下行。但只津液消亡，而宿食不动，故自利清水。色纯青，是所下的完全是津液，并无粪便。病因津液已亏，已至口中干燥的程度，而津液的下注，仍有不尽不止之势，故必须急下之。

六、无水舟停，燥屎内结的证治

【原文】少阴病，六七日，腹胀，不大便者，急下之，宜大承气汤。（322）

【解释】不大便六七日，腹中发胀，是因少阴津液素亏，无水舟停，以致燥屎内结。若稍一迟延，恐津液更虚，正虚不能运药，则下亦不及，故应急下。

按：急下证，阳明篇三条，本篇亦三条，都是宿食燥屎为患，故都应急下。宿食燥屎的诊断，已见阳明篇中，故急下证只指出其特征，不作具体介绍。其中身微热，目不了了，睛不和，属于阳明；口燥咽干，身不热，属于少阴；发热汗多属阳明；下利清水属少阴；发汗不解，腹满痛属阳明；腹胀不痛，不大便属少阴。其分经的原则，一方面根据经络和各经常见的症状；另一方面，也可看出，邪热盛者属阳明，津液素亏者属少阴。其所以急下，在阳明是泻阳明以自救；在少阴是以泻阳明为手段，救少阴为目的。宜大承气汤，有斟酌考虑的意思，即在某些情况下，小承气汤亦可择用。

总结：烦躁、吐利、四逆、口燥咽干，都是少阴病常见的症状。但这些症状的出现，又不一定是少阴心肾本身的病，而是由其他原因的影响而出现。为了便于学习和掌握起见，把这些病变也叙述于本篇中。

膀胱湿热，小便不利，水气内泛，下利，咳而呕渴，心烦不得眠者，宜清利湿热，用猪苓汤。

阳被湿郁，厥逆，咳悸，腹痛，泄利下重者，宜升阳破滞，用四逆散。

寒浊阻塞，吐利，厥逆，烦躁者，宜温胃降浊，用吴茱萸汤。

燥屎宿食，津亏内结，口燥咽干，自利清水，腹胀不大便者，急下救阴，宜大承气汤。

第六节　少阴咽痛

一、下利伤阴，虚火上充，心烦咽痛的证治

【原文】少阴病，下利，咽痛，胸满，心烦，猪肤汤主之。（310）

【解释】手少阴心脉上挟咽，足少阴肾脉循喉咙，挟舌本，其支者，从肺出，络心，注胸中。下利则津液下泄，不能上交于心，以致虚热循经上逆，故出现咽痛、胸满、心烦等症。

本证属虚热，不宜苦寒药物，故用猪肤汤凉润止泻。

猪肤汤方

猪肤一斤

上一味，以水一斗，煮取五升，去滓，加白蜜一升，白粉五合，熬香，和令相得，温分六服。

方解：猪肤，即猪皮之刮去外垢及肉脂者，有滋肾养阴的作用（近似阿胶）。白粉即粳米粉（一说是粟米粉），能和脾止泻。白蜜甘寒，清润炎上之火，且有缓药下行之效。

二、少阴客热咽痛的证治

【原文】少阴病，二三日，咽痛者，可与甘草汤；不瘥者，与桔梗汤。（311）

【解释】少阴病二三日，咽痛，并无里证出现，说明不是虚火上炎，

而是客邪中于少阴经络所致。轻者红而不肿，用甘草汤；如服后不瘥，必是红而且肿，用桔梗汤。

甘草汤方

甘草二两

上一味，以水三升，煮取一升半，去滓，温服七合，日二服。

桔梗汤方

桔梗一两　甘草二两

上二味，以水三升，煮取一升，去滓，温分再服。

方解：甘草能清热解毒，桔梗能宣肺开结，且兼有排脓除痰的作用。二方都是治咽痛的祖方。后人在此基础上，发展出不少治咽痛的方剂，临床可以参考。

三、咽中伤生疮的证治

【原文】少阴病，咽中伤，生疮，不能语言，声不出者，苦酒汤主之。（312）

【解释】咽中伤，已经到了腐烂生疮的程度，比上条单纯红肿的更为严重；并且声不出，说明已波及会厌。故以敛阴、清热、兼能利痰的苦酒汤主治。

苦酒汤方

半夏（洗，破如枣核）十四枚　鸡子一枚（去黄，内上苦酒，着鸡子壳中）

上二味，纳半夏，苦酒中，以鸡子壳置刀环中，安火上，令三沸，去滓，少少含咽之。不瘥，更作三剂。

方解：苦酒即米醋，能清热消肿；鸡子白清热润燥；半夏消痰开结，故本方适用于红肿腐烂，兼有痰涎的咽痛病人。

四、少阴客寒咽痛的证治

【原文】少阴病，咽中痛，半夏散及汤主之。（313）

【解释】本证由于寒邪侵入咽部，以致红肿闭塞，痰涎胶黏，肿痛不堪，故用半夏散及汤，以散寒开结逐痰。

原方注解

半夏散及汤方

半夏洗　桂枝（去皮）　甘草（炙）

上三味，等份，各别捣筛已，合治之，白饮和服方寸匕，日三服。若不能散服者，以水一升，煎七沸，纳散两方寸匕，更煮三沸，下火令小冷，少少咽之。半夏有毒，不当散服。

方解：半夏治咽喉肿痛，消痰开结。桂枝治结气喉痹，兼能散寒。又因肿闭过甚，散药有不能下咽者，故备汤散两方。

第七节　少阴病治禁

一、数脉与沉细并见者忌汗

【原文】少阴病，脉细沉数，病为在里，不可发汗。（285）

【解释】脉细沉数，是少阴热化证的脉象，病属阴虚里热，只能育阴清热，不可发汗，这是治太阳和少阴的根本区别。

二、少阴忌汗忌下的脉象

【原文】少阴病，脉微，不可发汗，亡阳故也。阳已虚，尺脉弱涩者，复不可下之。（286）

【解释】脉微为阳虚，虽有发热的症状，也是真寒假热，所以不可发汗。涩是血少，虽有不大便的症状，也是阴虚所致，所以不可用下法。

本条是治少阴病的重要原则。如317条身热面赤，不发汗而用通脉四逆汤；325 条数更衣反少，不用下而用灸，都是根据脉微和脉微涩，来确定诊断与治法的。

三、少阴火劫发汗的变证

【原文】少阴病，咳而下利，谵语者，被火气劫故也。小便必难，以强责少阴汗也。（284）

【解释】咳而下利，小便不利，是少阴有水气的常见症状，如真武汤证、猪苓汤证都是。惟谵语一症，在少阴病中不常见，据此追求原因，知是火劫发汗所致。

由于少阴病为在里，不可发汗，若用水劫迫，致使胃中火竭，火气内入，神明必乱，故发生谵语。同时水被火激，逆而上行，犯肺必咳；正津上趋，下焦津液必虚，故小便必难。

谵语和小便难，是本条的辨证关键。从谵语得出初步印象，从小便难得到证实。

四、强发少阴之汗，导致坏病

【原文】少阴病，但厥无汗，而强发之，必动其血，未知从何道出，或从口鼻，或从目出者，是名下厥上竭，为难治。（294）

【解释】发汗的基本条件，必须是阴阳俱充实。因为阴不虚，才有充足的汗源；阳不虚，才有蒸腾的力量。少阴病是肾阳已衰，真阴不足，又病为在里，故绝对禁汗。

血与汗，异名同类，如不能作汗而强发之，不能出汗，必动其血，便能变成坏病。

手少阴脉上挟咽，系目系；足少阴脉循喉咙，故动少阴之经时，则血能从口鼻出，或从目而出。不出汗而出血，说明生气由下而厥，阴血又从上而竭，根本已伤，故为难治。

第八节 少阴病预后

一、阳长阴消者自愈

【原文】少阴，病脉紧，至七八日，自下利，脉暴微，手足反温，脉紧反去者，为欲解也；虽烦，下利必自愈。（287）

【解释】从条文中可以看出，病在七八日前，是脉紧、手足寒、不烦、不下利，至七八日，转变为下利脉微，这好像是病情加剧。但手足不寒反温，说明不是病剧，而是阳气恢复，寒邪被迫而下出，故自下利，寒邪消解，故脉由紧转微。此时即使有暴烦，也必然是烦而不躁，为阳回的现象，故知必愈。

本条的病机和 278 条相同，可以参看。

二、脾阳未绝者可治

【原文】少阴病，下利。若利自止，恶寒而蜷卧，手足温者，可治。（288）

【解释】下利恶寒身蜷，已接近阴极阳绝的地步，此时可治与否，取决于脾阳的绝与未绝，故以手足的温与不温，决定其预后。

下利自止，当从两方面考虑。如利止后手足温者，为阳回，可治；厥不回者，是阴竭无物可下而利止，是必死之征。

三、君火之气恢复者可治

【原文】少阴病，恶寒而蜷，时自烦，欲去衣被者，可治。（289）

【解释】少阴病，到了恶寒蜷卧的程度，最怕的是阳气暴脱，出现烦躁不安，揭衣去被等症状。本证是烦而不躁，并且时而发烦，时而不烦，只是欲去衣被，不是暴去衣被，说明是心火之气恢复，不是阳气暴脱，故知可治。

以上三条好转的机制，主要在阳气的自行恢复。因此，"自下利""利自止""时自烦"的三个"自"字，当细心体会。

四、少阴热化证欲愈的脉象

【原文】少阴中风，脉阳微阴浮者，为欲愈。（290）

【解释】风为阳邪，少阴中风，从心火而化热，必出现水不济火，心烦不得卧、不得眠等症状。

少阴病，由中风而热化，本无死证。其自愈的机转，全在水升而火降。若阳脉转微，为心火下交；阴脉转浮，则肾水上济，故必自愈。

五、少阴病，吐利脉不至的预后和治法

【原文】少阴病，吐利，手足不逆冷，反发热者，不死；脉不至者，灸少阴七壮。（292）

【解释】吐利无脉，肢冷身凉，为生气已绝，属于死证。若手足不逆冷，是胃阳犹在；周身发热，是阳犹未脱。这时虽然脉搏不见，也是由于暴吐暴利，一时阴阳之气不相顺接所致，不可认作死证，弃而不治。

脉资生于胃，故手足不逆冷者不死；资始于肾，故脉不至者，灸少阴。这说明先天后天对于脉的重要性。

灸少阴，有的注家认为应灸涌泉、太溪、复溜等穴位。另外，本证亦可选用四逆汤、通脉四逆汤等方剂。

六、脾阳绝者死

【原文】少阴病，恶寒，身蜷而利，手足逆冷者，不治。（295）

【解释】恶寒身蜷而利，病情已极严重，其预后的良否，取决于脾阳的绝与不绝。288条"手足温者可治"，292条"手足不逆冷者不死"，本条"手足逆冷者不治"，说明中土之阳，对少阴病的预后，有极其重要的关系。

七、阴阳离绝者死

【原文】少阴病，吐利躁烦四逆者，死。（296）

【解释】阴阳分驰则吐利，水火不交则烦躁，阳气败绝则四逆，故断

其必死。

本条与309条，症状相似而病机不同。309条是寒浊阻塞，本条是阴阳离绝。其鉴别点是：309条，烦躁欲死，必心中痞塞，吐重于利，手足虽冷而不甚。本条烦躁而精神困惫，心下不痞塞，利重于吐，四肢逆冷，或通身皆厥。

八、阴竭阳脱，自冒者死

【原文】少阴病，下利止，而头眩，时时自冒者，死。（297）

【解释】少阴病下利自止，有两种可能：一是阳回，一是阴竭。阳回的，必手足转温；阴竭的，则不但手足不温，同时必出现头眩自冒的现象。这是因为精已竭，阳气脱散的缘故。

本论中的冒证，有两种情况：一是里虚兼外寒，不冒时无所苦，冒时头目胀大，心中了了，是将汗的现象。一是阴竭阳脱，冒时神志全无，不冒时亦觉头晕目眩，即俗所谓发昏，为死证。

本条重点说明时时自冒是死证，不可认为下利已止是好转现象。也就是说，下利止而头眩时时自冒的，是死证；下利不止而头眩时时自冒的，更是死证。

九、神气消亡，不烦而躁者死

【原文】少阴病，四逆，恶寒而身蜷，脉不至，不烦而躁者，死。（298）

【解释】四逆、恶寒、身蜷，都是阳气衰竭的现象，脉又不至，说明病已极严重，但尚可用灸法试治。若再兼不烦而躁，是阳已绝亡，死亡即在目前。

烦属心，躁属肾，不烦是心阳已衰，躁是肾阴已竭，此属神气消亡。凡在三阴证中，但烦而不躁的是吉兆，但躁而不烦的是死证。

十、肾不纳气者死

【原文】少阴病，六七日，息高①者，死。（299）

【词解】

①息高：呼吸浅表，出气多，入气少。

【**解释**】《难经·四难》上说："呼出心与肺，吸入肾与肝。"就是说，呼气虽然从胸部而出，吸气却要下达腹部。若呼吸浅表，出多入少，为肾阳已败，不能纳气，故必死。

十一、少阴失治，阴阳离绝者死

【**原文**】少阴病，脉微细沉，但欲卧，汗出不烦，自欲吐。至五六日，自利，复烦躁，不得卧寐者死。（300）

【**解释**】脉微细沉，但欲卧，不烦，自欲吐，是纯阴无阳，寒邪上逆。汗出是阳气外亡。此时若不急温，延至五六日后，又出现自利，是阴从下脱。再由不烦变为烦躁，但欲卧变为不得卧，即为阴阳离绝，神气消亡的死证。

总结：少阴病，多是元阳元阴虚衰的病变，故寒化证应温经复阳，热化证应育阴清热，汗、下、火等法，均在禁例。

少阴病的预后良否，取决于阳气或阴气的恢复。热化证一般无死证，以火降水升为欲愈。寒化证以由阴转阳为欲愈，为可治。如反发热者，手足温者，时自烦者等。如出现四逆不烦而躁，时时自冒，息高，不得卧寐等，即阴阳离绝的死证。

第六章　厥阴病

厥阴为一阴，是两阴交尽，一阳初生，为阴阳交替阶段，故其发病，亦多厥热往来，病情极不稳定。

厥阴在脏为肝与心包。肝主风木，肝气条达，则五脏安和；心包为相火，代君行令，主敷布君火下行，都在内发挥作用，故厥阴为合。若肝气不能条达，则横逆上冲，心包失于敷布，则火炽而上炎。阳并于上则上热，阴并于下则下寒，即形成了寒热错杂的厥阴病。

少阳主枢转向外，但必须厥阴主合于内，以相制约，故二经相表里。枢转失职，则胸胁苦满，往来寒热，而为少阳病；敷布失职，则气上撞心，心中疼热，而为厥阴病。

足厥阴肝脉，从足大趾，循胫股内侧，络阴器，抵小腹，挟胃，属肝，络胆，布胁肋，循喉咙之后，入颃颡，连目系，上出额，与督脉会于巅。手厥阴心包脉，起于胸中，属心包，下膈，历络三焦。支者，循胸中，出胁，下腋，入掌中。

厥阴篇中，凡死证，皆死于少阴；凡生证，皆生于少阳。

第一节　厥阴病纲要

一、厥阴病提纲

【原文】厥阴之为病，消渴，气上撞心，心中疼热，饥而不欲食，食则吐蛔，下之利不止。（326）

【解释】厥阴病，肝气失于条达，则气上撞心；心包失于敷布，则心中疼热；津血已亏，木火炽盛，故消渴；火盛虽能消谷，但因木邪克土，故病人似饥非饥，不能进食，勉强进食，亦必吐出，或者吐出蛔虫。

本证的心中疼热，是一种焦灼挛急的感觉，必舌绛无苔，与他经的心疼不同。若以为实热而下之，则上热不除，下寒转重，必泻利不止。

厥阴病和少阳病比较一下，可以说明二经的表里关系。厥阴有消渴，少阳则咽干；厥阴气上撞心，心中疼热，少阳则胸胁苦满，心烦；厥阴饥而不欲食，食则吐蛔，少阳则嘿嘿不欲食，喜呕；少阳是往来寒热，厥阴是厥热胜负。可见少阳病是相火外出不利，而枢转失职；厥阴病是相火下达不利而失职。

本证治法宜乌梅丸。

二、消渴转为渴欲饮水者为欲愈

【原文】厥阴病，渴欲饮水者，少少与之愈。（329）

【解释】厥阴病的消渴，是随饮随消，饮不解渴。若仅是渴欲饮水，不饮亦可，是病情本轻；或由重转轻，相火已渐条畅，而津液不足的缘故。少与之水，以滋其燥，即可痊愈。

三、厥的病机和症状

【原文】凡厥者，阴阳气不相顺接便为厥；厥者，手足逆冷者是也。（337）

【解释】厥的症状是手足逆冷。其病机是：寒厥为阳虚，阳气无力外达；热厥为热邪结聚在里，阳气不能外达，这样就使阴阳气血不能协调，而致手足逆冷。

第二节　寒热错杂

一、蛔厥的辨证与治法

【原文】伤寒，脉微而厥，至七八日，肤冷，其人躁无暂安时者，此为脏厥，非蛔厥也。蛔厥者，其人当吐蛔。今病者静，而复时烦者，此为脏寒，蛔上入其膈，故烦。须臾复止，得食而呕，又烦者，蛔闻食臭出，其人常自吐蛔。蛔厥者，乌梅丸主之。又主久利。（338）

【解释】蛔厥和脏厥，都有手足厥冷和躁动不安的症状。二者的区别是：脏厥躁动，持续不休，蛔厥是静而时烦。脏厥由于内脏虚寒，脉搏必微；若发展至躁无暂安的程度，必通体皆冷，一般需经过六七日的时间。蛔厥是由于脏寒膈热，不至于通体皆冷；蛔动不拘时刻，故不管病程的长短，蛔动则气血紊乱，脉搏亦不定型，并且往往伴有得食而呕，或间有吐蛔的特征和病史。

脏厥至躁无暂安时，即是死证。蛔厥应治以乌梅丸。

原方注解

乌梅丸方

乌梅三百枚　细辛六两　干姜十两　黄连十六两　当归四两　附子六两（炮，去皮）　蜀椒四两（出汗）　桂枝六两（去皮）　人参六两　黄柏六两

上十味，异捣筛，合治之。以苦酒渍乌梅一宿，去核，蒸之五斗米下，饭熟捣成泥，和药令相得，纳臼中，与蜜杵二千下，丸如梧桐子大。先食饮服十丸，日三服；稍加至二十丸。禁生冷、滑物、臭食等。

方解： 虫得酸则静，见辛则伏，遇苦则下，故以乌梅之酸，连柏之苦，姜、辛、椒、附、桂枝之辛以制蛔。姜附温脏寒，黄连清膈热，以安蛔。蛔虫扰动，气血必乱，故又加当归、人参，以调和气血。

又，方中连柏厚肠胃，乌梅酸敛止利，三者俱能止利。姜附、川椒祛寒止利，桂枝、细辛通阳散寒，当归、人参补气血，故久利致成上热下寒者，本方亦主之。

按： 乌梅酸能补肝体，治消渴；当归润肝燥，细辛散肝急，连柏清上热，姜附椒桂温下寒，人参补正，故亦为消渴气上撞心，心中痛热，饥而不欲食之主方。

二、伤寒误下，寒热错杂的证治

【原文】伤寒六七日，大下后，寸脉沉而迟，手足厥逆，下部脉不至，喉咽不利，唾脓血，泄利不止者，为难治，麻黄升麻汤主之。（357）

【解释】本证是伤寒表邪未尽，里未大实，大下之后，表邪陷于上而上热，里阳挫于内而下寒，故方剂亦温补清散并用。

手足厥逆，下部脉不至，是下寒。喉咽不利，唾脓血，是表热内迫咽喉，伤及血分。下部脉不至，不但说明下寒，也说明津血被伤。寸部沉而迟，是阳内陷而不能外达。此证为伤寒大下后，阴阳错杂，虚实互见的病变。欲温其下，恐伤其上，欲补其阴，恐伤其阳，故为难治。

原方注解

麻黄升麻汤方

麻黄二两半（去节）　升麻一两一分　当归一两一分　知母十八铢　黄芩十八铢　葳蕤十八铢（一作菖蒲）　芍药六铢　天门冬六铢（去心）　桂枝六铢（去皮）　茯苓六铢　甘草六铢（炙）　石膏六铢（碎，绵裹）　白术六铢　干姜六铢

上十四味，以水一斗，先煮麻黄一两沸，去上沫，纳诸药，煮取三升，去滓，分温三服。相去如炊三斗米顷，令尽，汗出愈。

方解： 麻黄、桂枝，升发阳气，使邪仍从表散。升麻于阴中升阳，治喉痹肿痛，为解毒要药。黄芩、知母、天冬、石膏，清在上之热。干姜温在下之寒。当归、芍药，养阴和血。白术、茯苓，补脾止泻。葳蕤补而能润。甘草和药解毒。方虽复杂，却面面俱到。

三、伤寒误下，寒格的证治

【原文】伤寒，本自寒下，医复吐下之，寒格①，更逆吐下，若食入口即吐，干姜黄芩黄连人参汤主之。（359）

【词解】

①寒格：指寒气内格。

【解释】伤寒本自寒下，是外感兼里寒证（225条即是），也概括平素虚寒泄泻的病人在内。这种病情，原当采取先温里后攻表的治法。若误用吐下，则里寒因吐下而更寒，表热因吐下而内陷。寒气内格，吐利转剧。热在膈上，拒而不纳，故饮食入口即吐。这是因误吐误下而导致的上热下寒证。

干姜黄芩黄连人参汤方

干姜　黄芩　黄连　人参各三两

上四味，以水六升，煮取二升，去滓，分温再服。

方解：本方用芩、连清上热，干姜温下寒。吐下之后，中气必虚，故用人参扶正气。只煮一次，是取其气不取其味，使药力分走上下，寒以治热，热以治寒，与黄连汤的意义相同。若汤水不下者，据陈修园的意见，可加生姜汁少许。

第三节　寒热胜负

一、厥热对于下利的关系

【原文】伤寒，先厥，后发热而利者，必自止；见厥复利。（331）

【解释】伤寒先四肢厥逆，以后又发热的，是阳气已在恢复，即便原来有下利的症状，也必因阳气恢复而自止。假若厥逆的症状接着又出现，说明又是阴胜阳退，故下利亦必重又出现。

厥热互见，极不稳定，这是病至末期，属于厥阴的特征。

二、厥热平者，自愈

【原文】伤寒病，厥五日，热亦五日。设六日，当复厥，不厥者，自愈。厥终不过五日，以热五日，故知自愈。（336）

【解释】厥热相等，阴阳没有偏胜，所以知其必愈。条文中的日数，只是举例说明，不是固定的数字。

三、热多厥少，有自愈和便脓血的二种后果

【原文】伤寒发热四日，厥反三日，复热四日，厥少热多者，其病当愈；四日至七日，热不除者，必便脓血。（341）

【解释】热多于厥，是阳气恢复，已经稳定，一般的是当愈。但究竟不等于厥热相平，因此须考虑到阳热的太过。厥阴为阴尽，津血已少，热盛灼阴，血不胜阳，故必便脓血。

"四日至七日"一句，是说复热四日以后，又持续发热三日，未见发厥，亦未见热退。

四、寒厥阳复太过，有喉痹和便脓血的两种可能

【原文】伤寒，先厥后发热，下利必自止，而反汗出咽中痛者，其喉为痹①。发热无汗，而利必自止；若不止，必便脓血。便脓血者，其喉不痹。（334）

【词解】

①喉为痹：喉部肿痛闭塞。

【解释】伤寒由厥利转变为发热利止，固然是好转现象，但如果利虽止而热不罢，反汗出的，是因热太过，不向下而向上，必循厥阴少阳之经络，结于咽喉而为喉痹。如果厥回热退，利仍不止，是热不向上而向下，必内伤阴络而便脓血。

最后两句，是说热向上的，必不向下；向下的必不向上。故便脓血者，其喉不痹；喉痹的不便脓血。

五、厥多于热为病进

【原文】伤寒厥四日，热反三日，复厥五日，其病为进。寒多热少，阳气退，故为进也。（342）

【解释】热少厥多，与上条正相反，故为阳气逐渐衰退，阴寒逐渐深重，病情恶化的表现。

总结：寒热错杂证，一般是上热下寒。治法是：消渴气上撞心，心中疼热，或蛔上入膈者，宜乌梅丸；饮食入口即吐，兼寒下不止者，宜干姜

黄芩黄连人参汤；喉咽不利唾脓血，泄利不止者，宜麻黄升麻汤。

　　寒热胜负者，其预后是：厥热平者自愈。热多厥少者，当愈；若不愈，或下利便脓血，或上攻为喉痹。厥多热少为病进。但厥不热者死。

第四节　厥阴寒证及诸寒厥

一、寒厥的治禁

【原文】诸四逆厥者，不可下之；虚家亦然。（330）

【解释】寒厥是阳气不足，无力外达，应当温中回阳。若下之，则阳气更虚，病热必重，这和虚家忌下的道理相同，也就是"毋虚虚"的意思。

二、肝气挟胃寒上逆的证治

【原文】干呕，吐涎沫，头痛者，吴茱萸汤主之。（378）

【解释】吐涎沫，是胃寒生浊；干呕，是肝气上逆；肝脉又挟胃属肝贯膈，上入颃颡，与督脉会于巅，肝气循经上逆，故头痛。吴茱萸汤温肝暖胃，降浊蠲饮，故主之。

　　按：吴茱萸汤论中凡三见：阳明篇是"食谷欲呕"，少阴篇是"吐利，手足厥冷，烦躁欲死"，本篇是"干呕吐涎沫，头痛"。虽然见证不同，但都是胃中有寒浊，故都以吴茱萸汤主治。

三、脉促厥逆，用灸法通阳

【原文】伤寒脉促，手足厥逆，可灸之。（349）

【解释】促脉是阳欲外出而力量不足，若手足不厥，可用发汗法（详见太阳篇）。若手足厥逆者，阳虚较重，当用灸法以助其外达。

四、血虚厥寒的证治

【原文】手足厥寒，脉细欲绝者，当归四逆汤主之。（351）

【解释】脉微欲绝是阳虚，脉细欲绝是阴血不足。手足厥寒而脉细欲绝，此系平素血虚之人，外感寒邪，气血被表寒阻遏所致。当温通血行，兼除表寒，当归四逆汤主之。

当归四逆汤方

当归三两　桂枝三两（去皮）　芍药三两　细辛三两　甘草二两（炙）　通草二两　大枣二十五枚（擘，一法十二枚）

上七味，以水八升，煮取三升，去滓，温服一升，日三服。

方解： 本方即桂枝汤去生姜，加当归、细辛、通草。桂枝祛外寒，畅血行，当归活血，细辛辅桂枝祛外寒，通草通利血脉关节。故本方为散寒通脉的方剂。

五、血虚厥逆，兼内有久寒的治法

【原文】若其人内有久寒者，宜当归四逆加吴茱萸生姜汤。（352）

【解释】内有久寒，指平素即有陈寒痼冷的宿疾。本证当温里，兼解表通阳。但因脉细欲绝，是阴血亏少，姜附虽能助阳，其性燥烈，伤阴较重，故易以吴茱萸、生姜。

当归四逆加吴茱萸生姜汤方

当归三两　芍药三两　甘草二两（炙）　通草二两　桂枝三两（去皮）　细辛三两　生姜半斤（切）　吴茱萸二升　大枣二十五枚（擘）

上九味，以水六升，清酒六升和，煮取五升，去滓，温分五服（一方，水酒各四升）。

方解： 本方即前方加吴茱萸生姜以祛寒，因病属久寒，故再加清酒以助其祛寒通阳的力量。

六、冷结下焦厥逆

【原文】病者手足厥冷，言我不结胸，小腹满，按之痛者，此冷结在膀胱关元①也。（340）

【词解】

①关元：任脉经穴名，在脐下3寸。本条的膀胱关元，是代表病变的部位。唐容川指为血海，又名丹田。

【解释】人体的阳气，起于下焦，出于胸中。若病人手足厥冷，胸中不满不烦，也不痞硬，而是小腹满，按之痛，这不是阳气受阻不能外达，而是沉寒痼冷，结聚在下焦，阳气不能生发的缘故。

按：本证即内有久寒，属于脏结范围，病情较为严重。

七、大汗大下，导致厥逆的证治

【原文】大汗，若大下利，而厥冷者，四逆汤主之。（354）

【解释】凡大发汗则阳从外亡，大下大泻则阳从下亡，都能出现厥逆。四逆汤为回阳的主方，故主之。

八、大汗亡阳厥逆的举例

【原文】大汗出，热不去，内拘急，四肢疼，又下利厥逆而恶寒者，四逆汤主之。（353）

【解释】太阳病发汗，若大汗如水流漓，轻者表邪不去，重者内寒又起。本条即大汗亡阳，热不去而恶寒，是表未去；厥逆下利，是里大寒；四肢疼痛，腹内拘急，是阳不温煦，阴不濡润。病已至表里兼病，津气两伤，当以温里扶阳为急，故以四逆汤主之。

本条与20条病机相同。但20条是四肢微急，并无厥逆、下利等症。故于桂枝汤中加附子，表里兼顾；本条厥逆下利，腹内拘急，里寒已极严重，故以四逆汤主之。29条说"若重发汗复加烧针者，四逆汤主之"，本条即是其例。

九、郁冒作汗致厥

【原文】下利，脉沉而迟，其人面少赤，身有微热，下利清谷者，必郁冒汗出而解，病人必微厥。所以然者，其面戴阳①，下虚故也。（366）

【词解】

①戴阳：即阳气怫郁在表。和后世所说的格阳于上为戴阳不同。

【解释】下利清谷，脉沉而迟，是里寒；身有微热，面少赤，是兼有轻微的表邪，使阳气怫郁在表。本证里虽有寒，阳气却有祛邪外出作汗的趋势，但作汗已很吃力，故必出现郁冒的症状。郁冒的同时，病人必微微手足厥冷，这是阳气先集中后向外的临时现象。

"汗出而解"，是指戴阳证说的。至于下利清谷，于戴阳证消失之后，仍应依法治之。

本条的戴阳，和317条的格阳不同。格阳是阴寒极盛，将本身的阳气格于体表，故身反不恶寒，其人面色赤。戴阳里气虽虚，却未到格阳的程度，因外兼轻微的表邪，致使不足之阳，仍浮于外以抗邪，故面只是少赤，身只是微热。格阳脉必微，不微不至于格阳，戴阳的脉仅是沉迟。格阳汗出即脱，戴阳汗出即解，两条可以参看。

十、阴盛格阳，汗出而厥的证治

【原文】下利清谷，里寒外热，汗出而厥者，通脉四逆汤主之。（370）

【解释】里寒外热，若到了汗出而厥的程度，有阳气即将脱散之势，四逆汤力犹不足，故治以通脉四逆汤。

十一、呕而小便利，正气不支之厥难治

【原文】呕而脉弱，小便复利，身有微热，见厥者，难治，四逆汤主之。（377）

【解释】呕而微热，虽然有从少阳枢转外出的趋势，但脉弱见厥，为太阴不足，小便反利，是少阴阳虚不摄，故先救其里，用四逆汤主之。

本条的呕，是太阴虚；小便反利，是少阴虚。先后天俱不足，邪实于上，正虚于下，故为难治。

十二、亡血厥逆

【原文】伤寒五六日，不结胸，腹濡，脉虚，复厥者，不可下。此亡血，下之死。（347）

【解释】伤寒五六日，出现手足厥，很可能是邪结在胸中，但胸中不满不烦，说明不是胸中实。腹部又软而不硬，也不是冷结在膀胱关元。脉搏虚而不实，是血虚所致。此为虚家，误下则犯虚虚之戒，必死。

十三、阳虚停水致厥的证治

【原文】伤寒，厥而心下悸，宜先治水，当服茯苓甘草汤，却治其厥。不尔，水渍入胃，必作利也。（356）

【解释】心下悸，是寒水凌心，若与厥逆并见，是阳亦不足，应先治水，后治厥。若施治颠倒，则水渍入肠，就要转为腹泻。

本条与73条都是停水心悸，但73条手足不厥，阳犹有权，故无须防其下利；本条兼厥，阳已不足，故预测其有下利的可能。

十四、痰结厥逆的证治

【原文】病人手足厥冷，脉乍紧者，邪结在胸中；心下满而烦，饥不能食者，病在胸中。当须吐之，宜瓜蒂散。（355）

【解释】痰结胸中，阻碍胸中阳气外达，则手足厥冷；阻碍脉道，故脉乍紧乍不紧；实邪结聚，病人自觉满闷，因满而至烦。病在胸中，不在胃腑，故知饥；但胸中满而烦，故不能食。用瓜蒂散吐之即愈。

论中瓜蒂散证凡二条。166条因有如桂枝证的症状，故列于太阳篇中；本条因有厥逆的症状，故列于厥阴篇中。但其病因，都是痰结在胸中，故都是瓜蒂散所在。

十五、胃冷致哕的原因

【原文】伤寒，大吐大下之，极虚，复极汗者，其人外气怫郁，复与之水，以发其汗，因得哕。所以然者，胃中寒冷故也。（380）

【解释】伤寒大吐大下以后，里气已经大虚，表邪还未尽解，因出现了外邪流连在表，阳气怫郁不得越的现象。医者只知其外邪怫郁，不知其里已大虚，反令病人多饮暖水以出汗，但胃中太寒，已不能消水，致使水与寒气相搏，因而出现了哕证。

总结： 凡寒厥都是里阳不足，故应温忌下，不但厥阴寒证是如此，一切虚家，都应严守这一原则。

厥阴寒证的治法，如干呕、吐涎沫、头痛者，用吴茱萸汤温肝降胃。虚家，如阳虚脉促者，用灸法通阳解表。血虚脉细者，用当归四逆汤补血通阴解表；兼内有久寒，如冷结膀胱关元之类，再加吴茱萸、生姜，温寒散结。若腹濡脉虚者，更不可下，下之则死。心阳虚，水上凌心者，用茯苓甘草汤壮心阳制水。痰结胸中阳不外达者，用瓜蒂散吐法通阳。又如大汗、大下、里阳虚者，回阳为急，四逆汤、通脉四逆汤辈可以选用。即兼戴阳，亦不可发汗，若误发其汗，重则致死，轻则致哕。

第五节　厥阴热证及诸热厥

一、热厥的病机、特征和治禁

【原文】伤寒一二日，至四五日，厥者，必发热。前热者，后必厥。厥深者，热亦深；厥微者，热亦微。厥应下之，而反发汗者，必口伤烂赤。（335）

【解释】伤寒初得一二日之时，发热不厥，至四五日而出现厥逆的，是热邪深入在里，此为热厥。热厥的过程，是前热后厥，这和直中少阴，或虚家的寒厥不同。

另一方面，热厥证，手足虽厥，身体却发热；即使肢体皆厥，心窝部亦必高热。同时厥深的热亦深，厥微的热亦微，这和寒厥也不同。

热厥既是热结在里，必舌绛、口干、便赤，甚至狂躁不安。其热既深，即无外达的趋势，故只应下之（包括清法），若发其汗，使里热上蹿，必出现口腔糜烂等变证。

二、热厥的两种转归

【原文】伤寒热少厥微，指头寒，嘿嘿不欲食，烦躁。数日，小便利色白者，此热除也；欲得食，其病为愈。若厥而呕，胸胁烦满者，其后必便血。（339）

【解释】热微厥亦微，故仅是指头发凉；热郁于里，故嘿嘿不欲食，烦躁。此种轻型的热厥，如果数日以后，小便由赤转清，从不欲食转为欲得食，说明里热已经消除，将逐渐痊愈。

假若指头寒发展为手足厥，不欲食发展为呕，烦躁发展为胸胁烦满，这是病势进展，热深厥亦深，日久热伤阴络，就有便血的可能。

嘿嘿不欲食，是少阳症状；烦躁亦即心烦之重者，但郁极而至手足厥，即属于厥阴，可见二经相表里。

三、厥阴热利证治

【原文】热利下重者，白头翁汤主之。（371）

【解释】下重，是热邪奔迫大肠，便时急迫滞涩，重坠不爽的感觉，为热利的特征。由于肝经有热，失于疏泄所致，故用白头翁汤清肝泻热。

本条当有发热、口渴、尿赤、脉弦数等症。

原方注解

白头翁汤方

白头翁二两　黄柏三两　黄连三两　秦皮三两

上四味，以水七升，煮取二升，去滓，温服一升。不愈，更服一升。

方解： 白头翁苦寒，入肝清血分之湿热，有止毒利之功。黄连、黄柏苦寒，清热厚肠胃。秦皮苦寒而涩，清肝热，坚阴止利。

四、热利的另一辨证法

【原文】下利，欲饮水者，以有热故也，白头翁汤主之。（373）

【解释】寒盛不能消水，故不论痢疾或泄泻，凡欲饮水者，必属热利。

本条的欲饮水，系指冷饮，应与少阴之自利而渴，喜热饮，饮亦不多者区别。

五、厥阴转出少阳的证治

【原文】呕而发热者，小柴胡汤主之。（379）

【解释】邪在厥阴，惟恐其厥逆下利。若见呕而发热，是脏病转腑，由阴出阳的好转现象。厥阴与少阳相表里，故当从少阳治，用小柴胡汤。

六、虚烦的证治

【原文】下利后，更烦，按之心下濡者，为虚烦也，宜栀子豉汤。（375）

【解释】下利以后，由于津液从下焦耗泄，水不济火，以致上焦之热更炽，故心烦转剧，当以栀子豉汤升津除热。

由于胃家实所致之心烦，心下按之必不软，应与栀子豉汤证的虚烦相鉴别。

七、热结在里致厥的治法

【原文】伤寒脉滑而厥者，里有热，白虎汤主之。（350）

【解释】滑是往来流利，为里热的脉象。虽有厥逆证，也是热结于里。外假寒而内真热，故用白虎汤清之。

八、热结旁流，下利谵语的证治

【原文】下利谵语者，有燥屎也，宜小承气汤。（374）

【解释】谵语是胃家已实，虽然下利，也是热结旁流，故当下其燥屎。热结旁流一症，在321条有津液立即消亡之势，故用大承气汤急下。本条病势比较缓和，故只用小承气汤。

总结： 热厥是热结于里，以致阴阳气不相顺接所致。热邪由外入内，是其成因。手足虽厥，腹部却高热，热深厥亦深，热微厥亦微，是其特点。治法宜清下，忌温、汗。其转归，有热自除者，有伤阴络而便血者。

厥阴热迫广肠，下利口渴，滞涩不爽者，用白头翁汤。热出少阳，呕而发热者，用小柴胡汤。下利止后，热扰膻中而虚烦者，用栀子豉汤。

此外，阳明经热深入致厥者，用白虎汤。燥屎、谵语、下利者，不论厥与不厥，宜小承气汤。

第六节　厥阴病辨证

一、实证哕逆的辨证和治法

【原文】伤寒，哕而腹满，视其前后^①，知何部不利，利之即愈。（381）

【词解】

①前后：指大小便。

【解释】哕证有虚有实，若兼大便或小便不利而腹满，即属实证。利其二便，使腹满消除，气机得下，哕即消失。

232条云："若不尿，腹满加哕者，不治。"说明虽然用了刺法，而小便仍不利，腹仍满者，即是邪实正虚的不治之症。因此可知腹满和大小便不利等症，与哕逆出现于疾病末期的多属病情严重。

二、除中的症状和预后

【原文】伤寒，脉迟，六七日，而反与黄芩汤彻其热。脉迟为寒，今与黄芩汤复除其热，腹中应冷，当不能食，今反能食，此名除中^①，必死。（333）

【词解】

①除中：胃气消除的意思。

【解释】脉迟为寒，黄芩汤又是寒药，服黄芩汤后则里更寒。里极寒而反能食，这很明显是胃气已绝，求救于食的反常现象，故无须用索饼试探，即可断其必死。

脉迟为里寒，一般不至于误用苦寒的黄芩汤，本条所以误治，可能是在伤寒厥利已六七日，正当阳进阴退，虽已发热，但下利尚在将止未止的时候，医生认为太少合病的下利，因而误用了黄芩汤。

三、厥热胜负的预后和除中的辨证

【原文】伤寒，始发热六日，厥反九日而利。凡厥利者，当不能食，今反能食者，恐为除中。食以索饼①，不发热者，知胃气尚在，必愈。恐暴热来出而复去也。后三日脉之，其热续在者，期之旦日②夜半愈。所以然者，本发热六日，厥反九日，复发热三日，并前六日，亦为九日，与厥相应，故期之旦日夜半愈。后三日脉之，而脉数，其热不罢者，此为热气有余，必发痈脓也。（332）

【词解】

①索饼：面粉做成的条状食物，取其易于消化。

②旦日：即明日。

【解释】凡厥热往来，厥时当不能食而下利，热时当能食而利止。但在热少厥多，其病为进，当不能食，而反能食时，应向除中的方面考虑，故以索饼试之。

食以索饼，不发暴热，这是胃气恢复，阳气渐盛，必逐渐肢体转温而向愈。反之，若食后突发暴热，这是阳气脱散，回光返照的死候，和服白通汤后脉暴出者死的道理相同。其热绝不能持久，短时间即阳尽热退，归于死亡。在这种情况下，虽然能食，也是胃气已绝，求救于食的除中证。

其不发暴热，而逐渐发热的，是胃气尚在，三日后当再作诊察。若热续在而不厥，此不但不同于暴热之来而复去，也说明阳气已经稳定，因此可预期其愈于次日夜半阳生之时。这是因为前热六日，加后热三日，与厥九日相平的缘故。

但阳复亦应适可而止，如阳复太过，又能伤阴血，故其后发热超过三日时，必有痈脓的病变。

本条的"不发热"，是说不发暴热。因为下文中有"后三日脉之，其热续在者"一句，故知是逐渐的发热。

四、因痈脓而致呕，不可治呕

【原文】呕家有痈脓者，不可治呕，脓尽自愈。（376）

【解释】内有脓而致呕的，呕正是痈脓的出路，因此不可治呕。痈脓排尽，其呕自止。

不可治呕，不是停药不治，是说痈脓是本，呕是标，只可治本，不可治标。

总结：凡一个症状的出现，都应从两方面考虑，譬如能食为胃气恢复，但除中之能食是胃气败绝；哕多虚寒，但腹满、大小便不利的为实证；呕为胃气失降，但呕痈脓的反不应治呕。

第七节　厥阴病预后

一、厥阴中风，欲愈的脉象

【原文】厥阴中风，脉微浮，为欲愈；不浮，为未愈。（327）

【解释】厥阴提纲证，为风火内炽；亦即厥阴中风。若脉微浮，是风火出表，故为欲愈；不浮，是风火郁于里，故为未愈。

在三阴证中见阳邪，本无死证，故三阴中风，只根据脉象判断其愈与不愈。

二、阴寒下利，正复邪退者，自愈

【原文】下利，有微热而渴，脉弱者，今自愈。（360）

【解释】微热口渴，是阳气恢复；脉弱是病邪衰退。虚寒下利，见了这种脉证，是阴尽阳生，即将自愈的现象。

三、阳进阴退，当愈，阳太过，必便脓血

【原文】下利，脉数而渴者，今自愈；设不瘥，必圊脓血，以有热故也。（367）

【解释】虚寒下利，若脉由不数转为数，口中不渴转为渴，为阳进阴退，病将自愈；但脉数为热有余，与上条脉弱者不同，故利不止者，必伤及血分而便脓血。

四、下利由里出表的诊断

【原文】下利脉数，有微热汗出，今自愈；设复紧，为未解。（361）

【解释】脉数微热，为阳进阴退；汗出为由阴出阳，由里出表，故为虚寒下利的将愈现象。若脉又转紧，紧则为寒，是寒邪复聚，阳不得通，故为未解。

五、从脉象推测下利的预后

【原文】下利，脉沉弦者，下重也；脉大者，为未止；脉微弱数者，为欲自止，虽发热不死。（365）

【解释】沉主里，弦主急，故当里急后重。大为热盛，为病进，是病势在发展，故知其未止。微弱为邪衰，数为阳复，数脉与微弱并见，虽然发热，也是阳气恢复的好现象，与《内经》中"肠澼身热者死"不同。

六、下利真脏脉见者死

【原文】伤寒下利，日十余行，脉反实①者，死。（369）

【词解】

①脉反实：指坚硬不柔和的脉象。

【解释】下利日十余行，正气必虚，脉当微弱无力。若坚硬弹指，毫不柔和，是胃气已绝，真脏脉见，故为死证。

七、下利热伤血分的脉象

【原文】下利，寸脉反浮数，尺中自涩者，必圊脓血。（363）

【解释】下利，阳复太过，里热炽盛，故寸脉反浮数；热伤下焦血分，故尺中自涩。这就是"脉数不解，而下不止，必协热而便脓血"的道理。

八、热厥，邪热下陷者，难治

【原文】发热而厥，七日下利者，为难治。（348）

【解释】发热而厥，是热厥。七日，一般是病情转变的时期。此时若不见热向外而厥退，反见热下陷而下利，这虽然还未具备必死的证候，但已说明邪热炽盛，正气不支，故为难治。

九、有阴无阳者死

【原文】伤寒六七日，不利。便发热而利，其人汗出不止者，死。有阴无阳故也。（346）

【解释】本条是伤寒突然恶化的一种类型。本来不下利，不发热，说明是无热恶寒发于少阴的伤寒。因为失于治疗，致使阴寒渐盛，阳气更衰，以致在六七日的时候，突发下利，使阴从下脱，又发热汗出，使阳从外亡，形成阴阳分驰的死证。

本条重点在汗出不止上。因汗出不止，阳气散尽，导致有阴无阳，故死。

十、阴极阳脱者死

【原文】伤寒发热，下利厥逆，躁不得卧者，死。（344）

【解释】下利厥逆，是里寒极盛。在此种情况下，再见发热、躁不得卧，是阴从下脱，阳从上越，阴阳离绝，故为死证。

十一、下利，胃阳绝者死

【原文】伤寒发热，下利至甚，厥不止者，死。（345）

【解释】下利至甚，厥不止，是中阳已败，不必躁不得卧，亦是死证。

发热一证，在厥回利止的情况下是阳回，主生；在利不止厥不回的情况下，是阳越，《内经》云，"肠澼身热者死"，即指此而言。

十二、灸后厥不回者死

【原文】伤寒六七日，脉微，手足厥冷，烦躁，灸厥阴。厥不还者，死。（343）

【解释】脉微、肢冷、烦躁，为阴寒已极，惟一的希望是阴尽阳生，故用灸法。若灸后手足渐温，为阳气恢复，尚可救治；若厥不还，是生气已绝，故必死。

本条和296条相同。但296条兼吐利，中阳已败，故必死。本条不吐利，犹可试治。

十三、灸后脉不还者死

【原文】下利，手足厥冷，无脉者，灸之，不温。若脉不还，反微喘者，死。少阴负趺阳者，为顺也。（362）

【解释】脉资始于肾，资生于胃，故下利、手足厥冷、无脉者，可灸少阴与趺阳。灸后手足不温，还不一定是死证，若手足不温，脉亦不还，为肾气已绝；又兼微喘，是精绝于下，气脱于上，即为必死之候。

另一方面，假若灸后虽然手足未温，而脉已渐出，是少阴生机犹在，仅是下利厥冷，还可选用四逆辈试治。

从本条可以看出：少阴趺阳，一属先天，一属后天，虽然都很重要，但先天生气，更为生死所系，故三阴证中，手足厥冷者尚有治法；而脉不还者、脉绝者、脉暴出者，皆属不治。

按："少阴负趺阳者，为顺也"，存疑。

十四、利止脉绝，脉还者生，不还者死

【原文】下利后脉绝，手足厥冷，晬时①脉还，手足温者生，脉不还者死。（368）

【词解】

①晬时：一昼夜的时间。

【解释】下利虽止，而手足不温，脉搏不至，须作一昼夜的观察。若晬时脉还，手足转温，为根本未绝，故生；若脉搏不还，为先天已绝，手足亦必不能温，即属死证。

本条与上条相同，主要都是说明少阴为生命之根，故俱以脉之还与不还，作生死的诊断。但上条下利未止而脉绝，本条脉绝于利止后。利止有由于一阳将生的，脉必自还，手足必将自温，故作晬时观察。若脉不还，是阴阳俱竭，即属死证，不必灸治。至于上条，利尚未止，阴既未竭，且有阳为阴闭的可能，故用灸法试治。

总结：厥阴病为阴阳之转折点，故其预后，纯阴无阳者死；阴尽阳回者生；阳回太过者，又能发痈脓、便脓血。

纯阴无阳的死证：如除中者死；汗出不止者死；躁不得卧者死；厥不止者死；脉不还者死；下利日十余行，脉反实者死。

阴尽阳回的，如下利有微热而渴，脉数有微热汗出，脉弱而数，脉绝而复还等，都是吉兆。但阳回不宜太过，太过又能伤及血分而发痈脓、便脓血。

厥阴病为正邪斗争的关键，故正虚邪内陷者（如发热而厥，七日下利者）为难治；正复邪外出者（如下利脉数，有微热汗出者；厥阴中风脉微浮者）为欲愈。

第七章　霍乱

第一节　霍乱病纲要

一、霍乱的症状

【原文】问曰：病者霍乱者何？答曰：呕吐而利，此名霍乱。（382）

【词解】

①霍乱：挥霍撩乱的意思，形容病势急剧。

【解释】霍乱是由于饮食不节，寒温不适，以致清浊不分，阴阳乖离而成。病变的重点在中焦，因邪气乱于中焦，致使升降失职；三焦紊乱，清气不升陷于下焦则利，浊气不降逆于上焦则吐。

霍乱的吐利，与太阴病不同，太阴病的吐利，病势较缓，霍乱的吐利，病势急剧。

二、霍乱兼有表证及里和表不解的症状

【原文】问曰：病发热，头痛，身痛，恶寒，吐利者，此属何病？答曰：此名霍乱。霍乱自吐下，又利止，复更发热也。（383）

【解释】霍乱有时是由于感受外邪引起的，所以也就往往会兼有头痛、发热、身痛、恶寒等表证，可根据霍乱的吐利特征与伤寒表证鉴别。

但是当吐利剧烈发作的时候，往往又会出现表证不很明显，在吐利终止后，表证才清楚地出现，这是里气已和而表邪未解的缘故。

本条与上条合看，可见霍乱有不兼表证的，有表里兼病的，有吐利止后才出现表证的三种类型。

第二节　霍乱后又患伤寒

霍乱后患伤寒的脉象和预后

【原文】伤寒，其脉微涩者，本是霍乱，今是伤寒，却四五日，至阴经上，转入阴必利。本呕下利者，不可治也。欲似大便，而反矢气，仍不利者，此属阳明也，便必硬，十三日愈。所以然者，经尽故也。下利后，当便硬，硬则能食者愈，今反不能食。到后经中，颇能食，复过一经能食，过之一日当愈；不愈者，不属阳明也。（384）

【解释】本条可分两段解释：自开端至"经尽故也"为一段。本段说明患霍乱后又患伤寒的预后，若转入太阴而吐利，即不可治，若转入阳明而大便硬，可自愈。自"下利后，当便硬"至文末为一段。本段说明"十三日愈"的道理。

脉微为阳虚，脉涩是血少，伤寒脉不浮紧而微涩，是因为先已经患过吐利的霍乱致阴阳两虚以后，又患伤寒，故现此脉象。伤寒病三日以后很易由阳入阴，病人曾患过霍乱，里气已虚，就更容易转入三阴。霍乱本已吐利，表邪入阴再下利，即为不可救治的死证。若四五日以后，出现虽有欲似大便的感觉，但仅是转矢气，仍不下利的，说明病人里气还充实，这种就不属太阴而是转属阳明，故不当下利应大便硬，可预期于十三日愈。

为什么说转属阳明经尽两周后就可以痊愈呢？此与胃气的恢复有关。如下利止后，大便当硬而成条，但大便硬又有两种情况：一是胃气恢复阳明气旺，这样便硬，应随即食欲转强，既便硬，又能食，为病已好转；另一种是由于下利肠中水气缺乏而便硬，不是胃气旺盛，便虽硬但不能食，必须胃气逐渐恢复，才逐渐能食，故经过一周后，胃阳渐强，就略能进食，经尽两周后，胃阳充实，食欲就可以恢复正常，因此预期十三日愈。

最后"不愈者，不属阳明也"两句，是说既能食而仍不愈的，必另有原因，即与胃气无关了。

第三节 霍乱证治

一、霍乱寒热的辨证和治法

【原文】霍乱，头痛，发热，身疼痛，热多欲饮水者，五苓散主之；寒多不用水者，理中丸主之。(386)

【解释】霍乱以吐利为主症，若兼有头痛、发热、身疼痛的表证时，又当结合病的具体情况施治，如系渴欲饮水的热证，是脾不能散精，当用五苓散化气行水；如系不用水的寒证，当用理中丸温补中焦。

本条的热多，是和寒多相对说的，不是实热太盛。

理中丸方

人参　干姜　甘草（炙）　白术各三两

上四味，捣筛，蜜和为丸，如鸡子黄许大。以沸汤数合，和一丸，研碎，温服之，日三四，夜二服。腹中未热，益至三四丸，然不及汤。汤法：以四物依两数切，用水八升，煮取三升，去滓，温服一升，日三服。若脐上筑者，肾气动也，去术，加桂四两。吐多者，去术，加生姜三两。下多者，还用术。悸者，加茯苓二两。渴欲得水者，加术，足前成四两半。腹中痛者，加人参，足前成四两半。寒者，加干姜，足前成四两半。腹满者，去术，加附子一枚。服汤后，如食顷，饮热粥一升许，微自温，勿发揭衣被。

方解：本方用人参补益元气，干姜、甘草补中州，白术助脾散精，四药相合，有燮理阴阳之妙。

加减法：脐上筑，是脐部有触筑跳动的感觉，为肾气将要上犯的现象。术性升散，故去之，加桂枝以降逆镇水。吐多是气逆于上，故去升散的白术，加生姜以和胃。下利过多，是脾气太虚，水湿下趋，故需用白术助脾散精，培土胜湿。心下悸，是水气凌心，故加茯苓利水。渴欲饮水，不是阳热过盛，而是脾不转输，水饮停蓄，故重用白术以健脾。腹中痛，是吐利伤津，内脏失于濡养的虚痛，故加重人参益气生津以止痛。寒者，指不用水之甚者，是里寒太盛，故重用干姜以散寒。腹满，是阳气大虚阴寒太盛，故去白术，加附子以助阳散寒。

二、霍乱亡阳脱液的证治

【原文】吐利，汗出，发热，恶寒，四肢拘急，手足厥冷者，四逆汤主之。（388）

【解释】阴盛于内，故恶寒厥逆；阳亡于外，故发热汗出；津液不能濡润筋脉，故四肢拘急，此为阳气阴津两虚。欲固津液，必先急回阳气，也就是阳生则阴长的道理，故治以四逆汤。

三、霍乱里寒外热，阳气外亡的证治

【原文】既吐且利，小便复利，而大汗出，下利清谷，内寒外热，脉微欲绝者，四逆汤主之。（389）

【解释】吐利交作，津液必大量消耗，应小便不利，现在小便反利，说明肾阳已虚极，不能固摄津液。大汗出，脉微欲绝，也是阳气将亡的表现，因此虽有身热，也是里寒极盛格阳于外，故当以温经回阳为急，用四逆汤主之。

本证下利清谷，是里寒的特征，大汗出，小便利，已是泄路大开，脉微欲绝，阳已极虚，据此可知病势已很严重，因此通脉四逆汤亦当考虑使用。

四、阴竭利止的治法

【原文】恶寒脉微而复利，利止，亡血也，四逆加人参汤主之。（385）

【解释】恶寒脉微而下利，为阳虚而阴寒极盛，这时下利虽止，也不是阳回，而是津液已竭，故于四逆汤中加人参以生津液。

血是津液所化，《灵枢·邪客》云："营气者，泌其津液，注之于脉，化以为血。"故本条之亡血，实际是指亡津液。

四逆加人参汤方

甘草二两（炙） 附子一枚（生，去皮，破八片） 干姜一两半 人参一两

上四味，以水三升，煮取一升二合，去滓，分温再服。

方解： 本方用四逆汤回阳，加人参益气生津液。凡病阳气虚衰又兼亡血津枯者，皆可采用，不必局限于霍乱一证。

五、阴阳俱竭的证治

【原文】 吐已下断①，汗出而厥，四肢拘急不解，脉微欲绝者，通脉四逆加猪胆汤主之。（390）

【词解】

①吐已下断：是津液枯竭，已无物可吐，无物可下的意思。

【解释】 本证已经到了无物可吐，无物可下，汗出，厥逆，四肢拘急，脉微欲绝的严重程度，四逆汤已恐力量不足，所以必须用通脉四逆汤以迅速回阳，但又恐阴寒极盛对热药格拒不纳，故用从治法，加猪胆汁。

通脉四逆加猪胆汤方

甘草二两（炙） 干姜三两（强人可四两） 附子大者一枚（生，去皮，破八片） 猪胆汁半合

上四味，以水三升，煮取一升二合，去滓，纳猪胆汁。分温再服，其脉即来。无猪胆，以羊胆代之。

方解： 通脉四逆汤急复其阳，加入猪胆汁，不但能预防格拒，且有滋阴复脉的作用。

六、里和表不解，当斟酌的和解其外

【原文】 吐利止，而身痛不休者，当消息①和解其外，宜桂枝汤小和

之。（387）

【词解】

①消息：斟酌的意思。

【解释】吐利已止而身痛不休，是里和而表不和，故用桂枝汤以调和荣卫。

霍乱是重证，吐利虽已停止，里气仍是大虚，不但不可用麻黄汤，就是桂枝汤，也应慎重使用。"小和之"，就是少与以和荣卫的意思，不等于小发汗。

七、病愈后应注意饮食

【原文】吐利，发汗，脉平①，小烦者，以新虚不胜谷气②故也。（391）

【词解】

①脉平：指脉搏正常。

②谷气：指食物。

【解释】吐利已止，发汗已毕，脉已平静，是病已痊愈，此时若再微觉发烦，是因病后胃气大虚，食物不易消化所致，无需治疗，只要在饮食方面加以注意，即可痊愈。

总结：霍乱是暴发性剧吐剧泻的病变，理中丸是本病的主方，五苓散是本证的变方，四逆汤、四逆加人参汤、通脉四逆加猪胆汁汤是剧吐、剧利、亡阴、亡阳情况下的急救方，桂枝汤是里和表不和的善后方。本证的辨证施治大法，实际已概括于以上各篇中。

第八章　阴阳易及瘥后劳复

第一节　阴阳易

【原文】伤寒阴阳易之为病，其人身体重，少气，少腹里急，或引阴中拘挛，热上冲胸，头重不欲举，眼中生花[①]，膝胫拘急者，烧裤散主之。（392）

【词解】

①眼中生花：眼花缭乱，视物不清。

【解释】由于房事以后，精室空虚，伤寒热邪，陷入精室之中，精虚不能化气，故身重少气。精室居于胞中，胞中是少腹的部位，故病人少腹拘急挛缩，严重时并牵引到前阴。胞中又为冲、任、督三脉的起源，冲脉起于胞中，上至胸中而散，热随冲脉上冲，故有热上冲胸的感觉；督脉起于少腹之下骨中央，合太阳之脉上交于巅顶，热随督脉上逆，故有头重不欲举的感觉；任脉起于中极之下，上行循面入目，热随任脉上行，故眼花缭乱视物不清。肾精虚竭，筋骨失养，故胫膝拘急挛缩。本证当急从精室中泄其邪热，主以烧裤散。

按：阴阳易有三种不同的解释：①认为是患伤寒初愈的人，由性交传染对方，男传女叫阳易，女传男叫阴易，易即转易的意思。②认为是伤寒初愈，因性交而复发，也就是房劳复。③认为是伤寒初感时，病本来不重，但由于性交，以致精气大虚，邪热内陷，病由太阳伤寒陷入少阴，病情为阴阳变易。以上三种说法，何者为是，尚不能肯定，根据文献记载，属于传染的，属于房劳复的均有。若从本条文的症状分析，则确乎是由于性交以后精气大虚，以致热邪深入所致，也就是王孟英所说的热入精室证。

烧裤散方

妇人中裤，近隐处，取烧作灰。

上一味，水服方寸匕，日三服，小便即利，阴头微肿，此为愈矣。妇人病，取男子裤烧服。

方解：裤得浊阴之气最多，本方是取其以类相从，用作向导，引精室之热仍从前阴出，服药后阴头微肿小便利，就是热邪从前阴出的现象。

按：本方近代使用较少，根据古人治阴阳易的记载，除《肘后方》单独用月经衣一味烧灰水服与本方相同外，其余者，或合独参汤，或合四逆汤，都是随证处方，仅是以烧裤散为引，因此本方的效果究竟如何，现在还不能肯定。

第二节　劳复食复的证治

一、劳复的治法

【原文】大病瘥后劳复者，枳实栀子豉汤主之。(393)

【解释】患较严重的热病愈后，由于气血还不充足，余热尚未全清，故仍需注意休养，如过早的劳动，即会促使病再复发。

本条未提出具体症状，以药测证，应是虚热并夹有郁滞的病变，当有心烦、腹满、发热等症状。

枳实栀子豉汤方

枳实三枚（炙）　栀子十四个（擘）　香豉一升（绵裹）

上三味，以清浆水七升，空煮取四升，纳枳实、栀子，煮取二升，下豉，更煮五六沸，去滓，温分再服，复令微似汗。若有宿食者，纳大黄如博棋子五六枚，服之愈。

方解：栀子清热除烦，香豉宣热透表，枳实宽中行滞，若兼有宿食停滞，可加大黄以推荡宿食。本方为清宣透达兼行滞气的方剂。

清浆水有两种说法，一说是米泔水久贮发有酸味者；一说是将粟米煮熟，投冷水中浸五六日，生白花味酸者。是取其性凉善走，调中宣气，解烦化滞的作用。

二、脾胃弱不能消谷的症状和处理方法

【原文】病人脉已解①，而日暮微烦，以病新瘥，人强与谷，脾胃气尚弱，不能消谷，故令微烦，损谷②则愈。（398）

【词解】

①脉已解：与391条脉平的意思相同。

②损谷：减少食量的意思。

【解释】本条与391条基本相同。日暮是阳明气旺的时候，故微烦出现在日暮，既是微烦，说明病情轻微，故无需再用攻伐的药物，以免再伤胃气，只要减少病人的食量即可痊愈。

三、瘥后复热的治法

【原文】伤寒瘥以后，更发热，小柴胡汤主之；脉浮者，以汗解之；脉沉实者，以下解之。（394）

【解释】伤寒病愈后，或因余邪未净，或因护理不慎，都可能再度发热。瘥后发热，多是虚热，补虚退热，最好用小柴胡汤。但小柴胡汤究竟是适用于半表半里的方剂，故仍须辨证施治，如病人脉浮，是邪偏于表，就应采用汗法；如果脉沉，是邪偏于里，又应采用下法。

第三节 瘥后诸病

一、病后脾胃虚寒，喜唾的证治

【原文】大病瘥后，喜唾①，久不了了，胸上有寒，当以丸药温之，宜理中丸。（396）

【词解】

①喜唾：即不时吐唾沫。

【解释】本条胸上有寒的"寒"字，是指涎沫说的，和324条膈上有寒饮的"寒"字意义相同。由于脾胃虚寒，水饮不化，上溢于胸，外出于口，以致日期虽久，仍不了了，故以理中丸温补脾胃，运化水湿，即可痊愈。

二、伤寒余热未清，气虚津少的证治

【原文】伤寒解后，虚羸①少气，气逆欲吐，竹叶石膏汤主之。（397）

【词解】

①虚羸：虚弱羸瘦的意思。

【解释】伤寒是热病，热邪伤津，精液消烁，元气亏损，故其人虚羸少气，虚热迫胃气上逆，故时时欲吐。竹叶石膏汤能益气滋阴清热，故主之。

竹叶石膏汤方

竹叶二把　石膏一斤　半夏半升（洗）　麦门冬一升（去心）　人参二两　甘草二两（炙）　粳米半升

上七味，以水一斗，煮取六升，去滓，纳粳米，煮米熟，汤成，去米，温服一升，日三服。

方解： 本方即麦门冬汤去大枣加竹叶、石膏。麦门冬能清心肺之热，生津液，降逆气；半夏降逆气，蠲饮气，又能行润药之滞；人参补气生津；甘草泻火益气；粳米能益胃；石膏能清热；竹叶清热利小便，引药下行。

原方注解

三、病后实性水肿的治法

【原文】大病瘥后，从腰以下有水气者，牡蛎泽泻散主之。（395）

【解释】病后水肿，多属虚证，但虚性水肿，一般是头面皆肿，本证是腰以下肿，腰以上不肿，说明不是虚证。

本证是病后湿热壅于下焦，以致下焦气化失职，膀胱不泄，水性下流，所以股胫足跗皆肿，故用牡蛎泽泻散以逐其水。

本条为实证，脉必沉数有力，并当兼有大小便不利等症状。

牡蛎泽泻散方

牡蛎（熬） 泽泻 蜀漆（暖水洗去腥） 葶苈子（熬） 商陆根（熬） 海藻（洗去咸） 栝楼根各等份

上七味，异捣，下筛为散，更于臼中治之，白饮和，服方寸匕，日三服，小便利，止后服。

方解： 牡蛎咸寒渗湿清热；泽泻泻膀胱之湿热；栝楼根解烦渴，行津液；蜀漆祛痰逐水；葶苈子破滞气，消水肿；商陆苦寒，专于行水，治肿满小便不利；海藻咸寒，能润下，使湿热从小便出。

总结： 大病初愈，气血未平，余热未净，因此对房事、饮食、起居等稍不注意，都能使病情反复，故病后的调摄，非常重要。

瘥后诸病，也有虚实寒热的不同：如小柴胡汤、竹叶石膏汤，都是清热补虚的；理中丸是温胃散寒的；枳实栀子汤是清热导滞的；牡蛎泽泻散是攻决利水的。但有一个原则，就是虚证不可妄攻以耗伤正气，实证不可迁延以酿成后患。